1日1分

神業リンパ

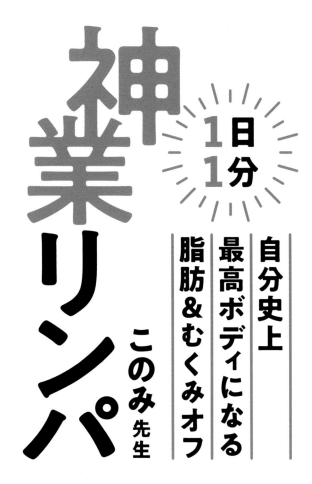

自分史上
最高ボディになる
脂肪&むくみオフ

このみ先生

KADOKAWA

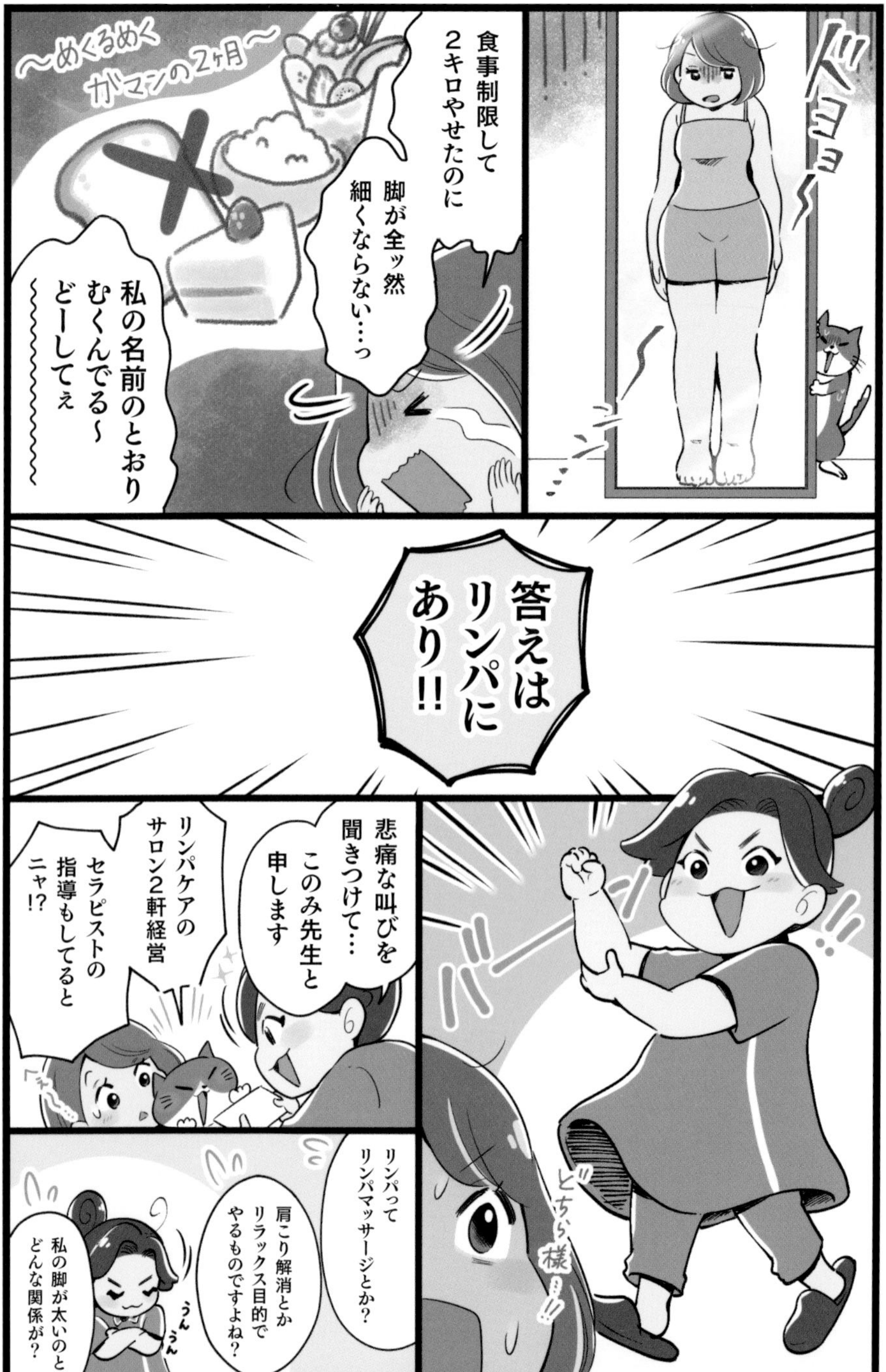
ドヨョ〜
食事制限して
2キロやせたのに
脚が全ッ然
細くならない…っ
〜めくるめく
ガマンの2ヶ月〜
私の名前のとおり
むくんでる〜
どーしてぇ
〜〜〜〜〜〜
答えは
リンパに
あり!!
バーン!!
どちら様…!!
悲痛な叫びを
聞きつけて…
このみ先生と
申します
リンパケアの
サロン2軒経営
セラピストの
指導もしてると
ニャ!?
へぇ〜
リンパって
リンパマッサージとか?
肩こり解消とか
リラックス目的で
やるものですよね?
うん
うん
私の脚が太いのと
どんな関係が?

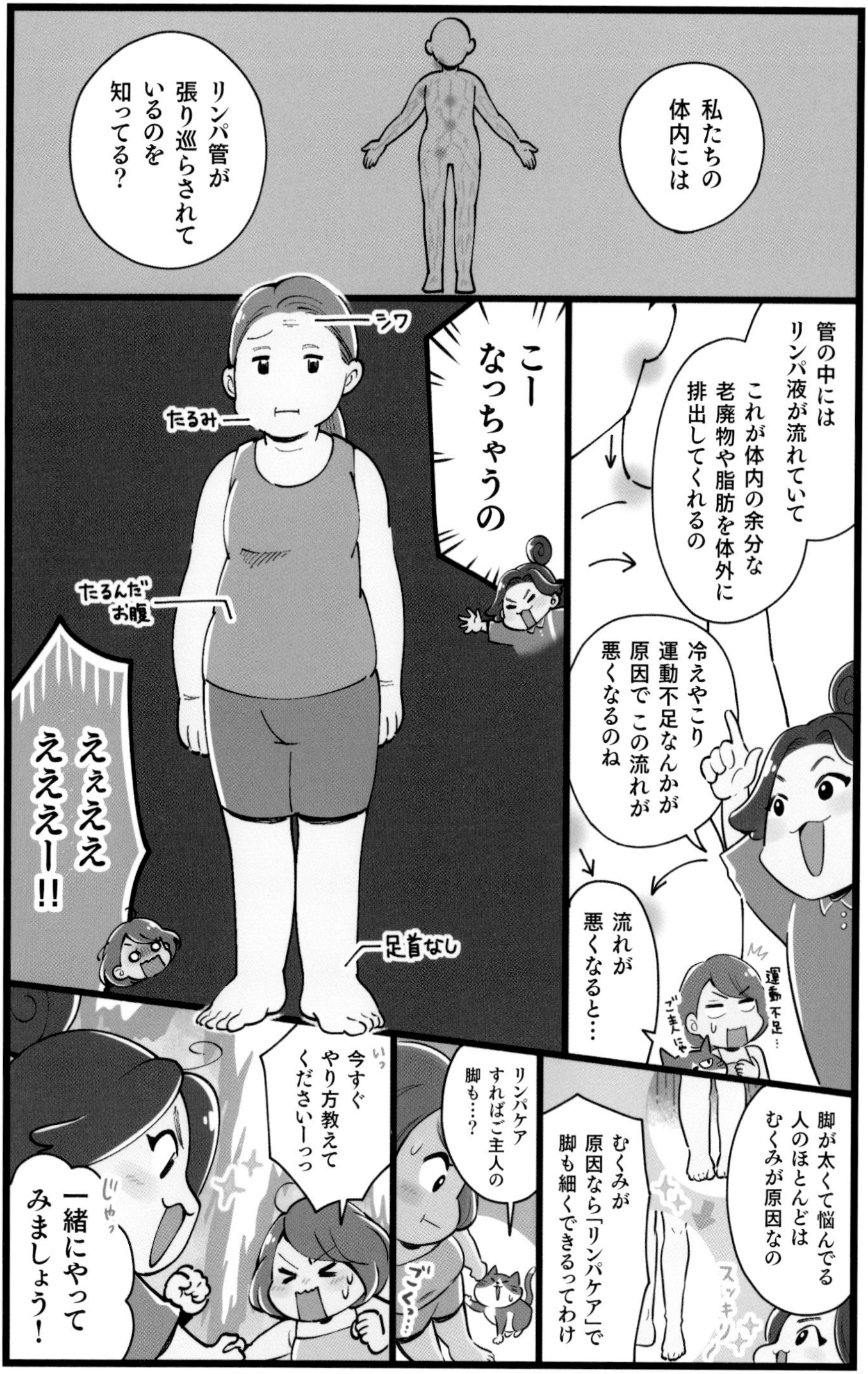
私たちの 体内には
リンパ管が 張り巡らされて いるのを 知ってる？
管の中には リンパ液が流れていて
これが体内の余分な 老廃物や脂肪を体外に 排出してくれるの
冷えやこり 運動不足なんかが 原因で この流れが 悪くなるのね
流れが 悪くなると…
こー なっちゃうの
シワ
たるみ
たるんだ お腹
足首なし
ええええ えええー!!
脚が太くて悩んでる 人のほとんどは むくみが原因なの
むくみが 原因なら「リンパケア」で 脚も細くできるってわけ
スッキリ
リンパケア すればご主人の 脚も…？
ごくっ…
いっ
今すぐ やり方教えて くださいーっっ
じゅっ
一緒にやって みましょう！

はじめに

あらためまして、リンパケア講師のこのみ先生です。
この本を手にとっていただき、ありがとうございます。

みなさんは「リンパ」という言葉を聞いたことがありますか？

リンパを一言で説明すると
「体の下水道」。

「リンパ管」という血管のようなパイプの中を、
「リンパ液」が流れ、リンパ管の途中にある
「リンパ節」がフィルターの役目をしています。
この3つを合わせて、「リンパ」と呼んでいます。

リンパについては後程より詳しく解説しますが、
まずは、リンパは体の余分な水分や老廃物・脂肪やウイルスなどを
体の外に出すための免疫システムであること。

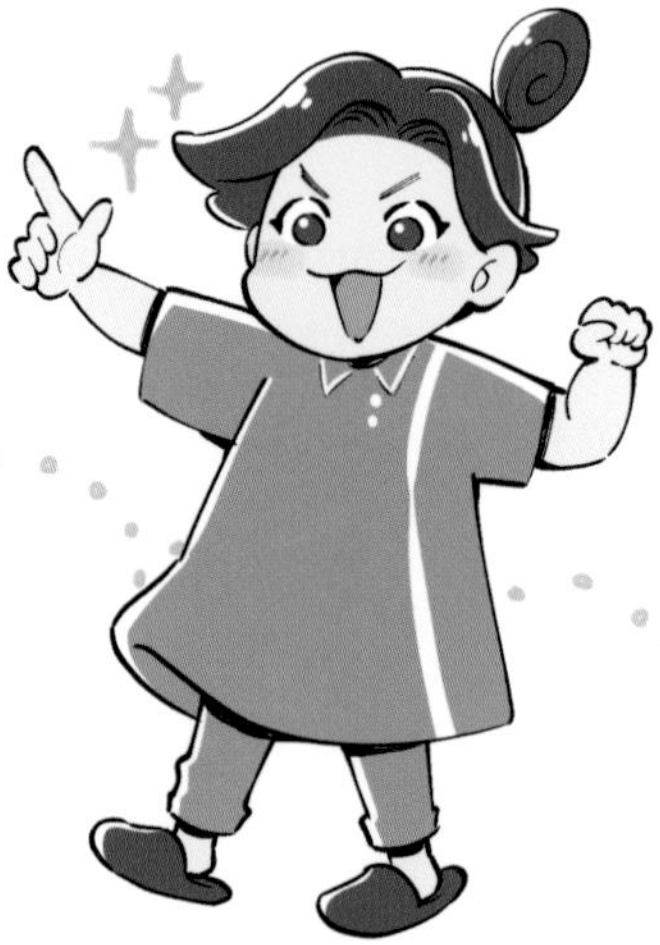

流れをよくすることで、**むくみにくく、**
脂肪がつきにくく、疲れにくい健康な体
になれる、ということを覚えておいてくださいね。

本書では、リンパの流れをよくするための
いちばん効率のいい方法をご紹介します。
それは、もむより、温めるより、**「さする」こと！**
さすってリンパを流す方法なら、誰でも簡単！
手の角度やスピードを変えることで、
好みの強さに調整もできます。

イタ気持ちいい感覚を大切に、1日1分のリンパケアを！
一緒に自分史上、最高の自分を手に入れましょう。

このみ先生

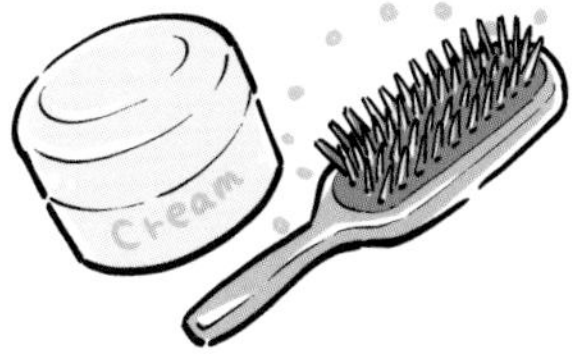

こんなサインがあれば要注意！

リンパの「ツマリ」はここでわかる

次のような症状にあてはまる場合、リンパの流れが悪くなっている可能性あり。今すぐケアしましょう！

シーツや枕の線や、靴下の跡がなかなか消えない

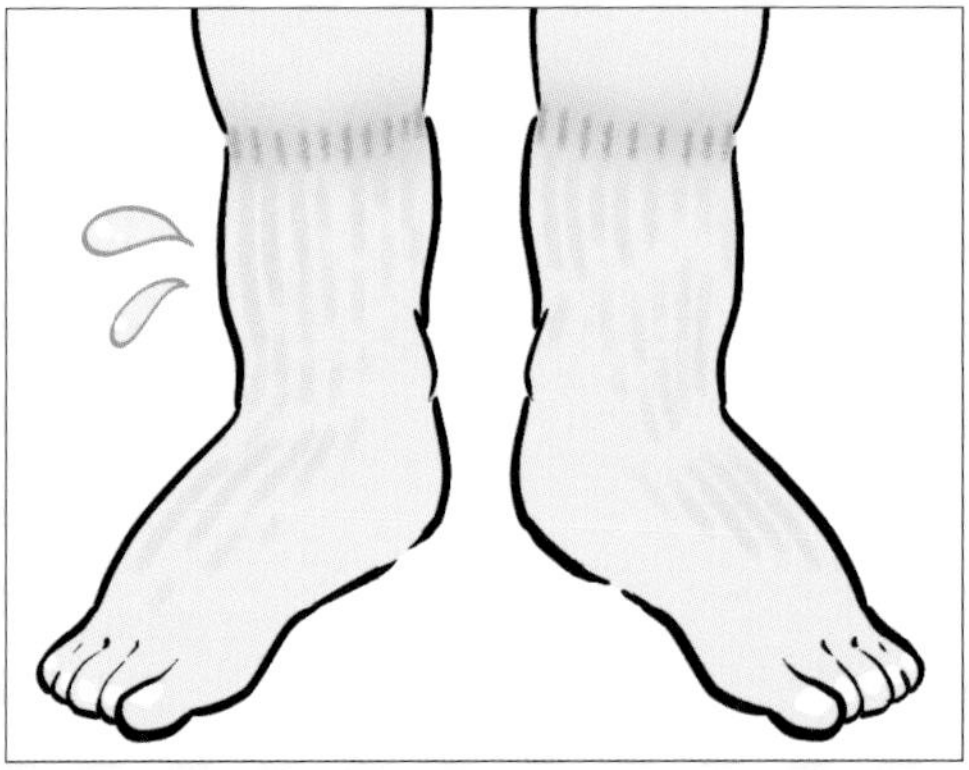

朝起きたら顔にシーツや枕の線がついていた、なんてことありませんか？　さらにその線がなかなか消えないなら、むくみや肌のハリ、弾力の低下が原因。じつはこの肌悩み、すべてリンパに関係しています。

ひざ裏に指を差し込むと痛い、耳の下を押さえると痛い

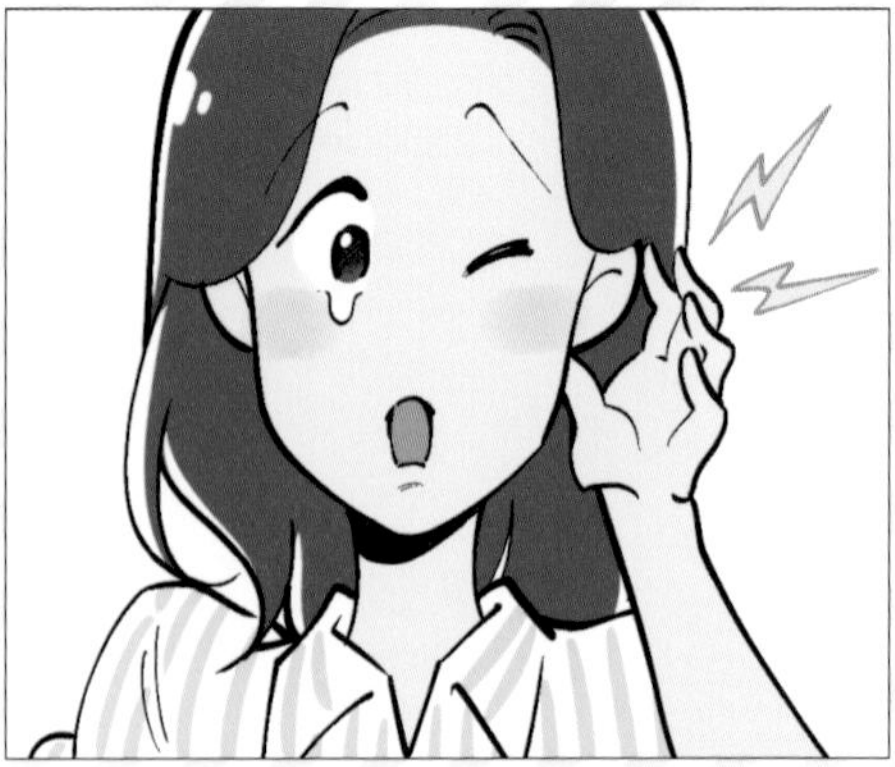

リンパの流れが悪いと血液の循環も滞っていて、筋肉が硬くなっています。いわゆるこり固まっている状態なので、触るだけで痛いことがあるのです。

お腹や指先が冷たい

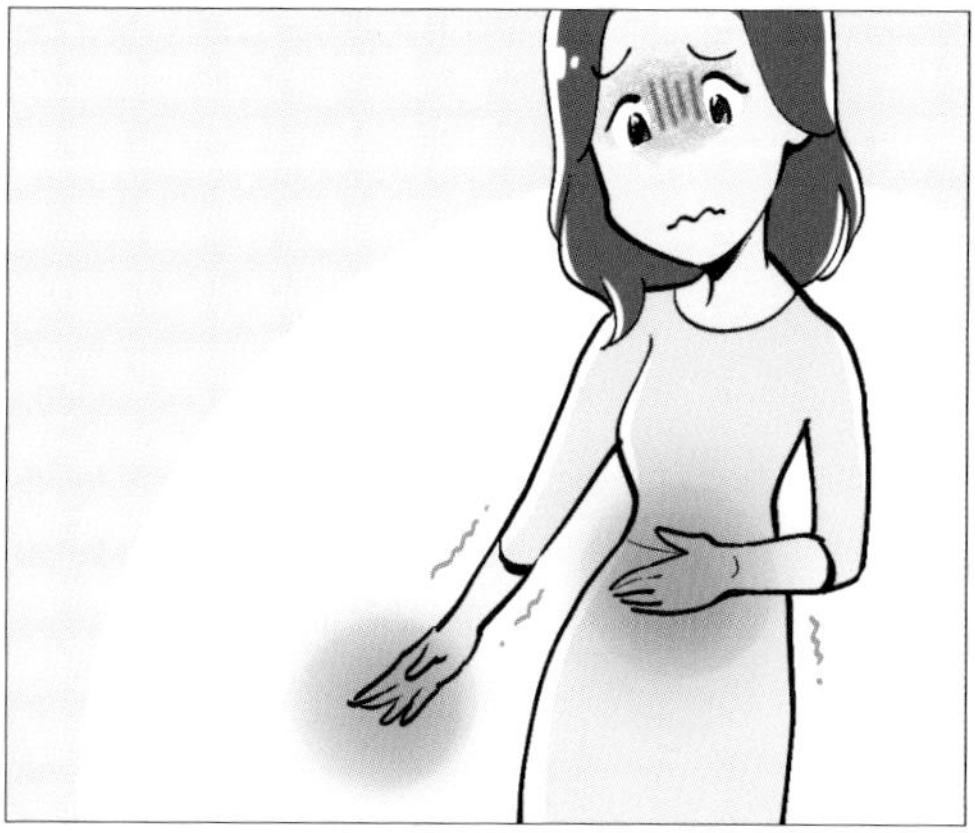

リンパの流れが悪くなると真っ先に表れるむくみや冷えといった症状。もし指先やお腹を触って「冷たい！」と感じたら、リンパのツマリを疑いましょう。

わきの下がポコッと膨らんでいる

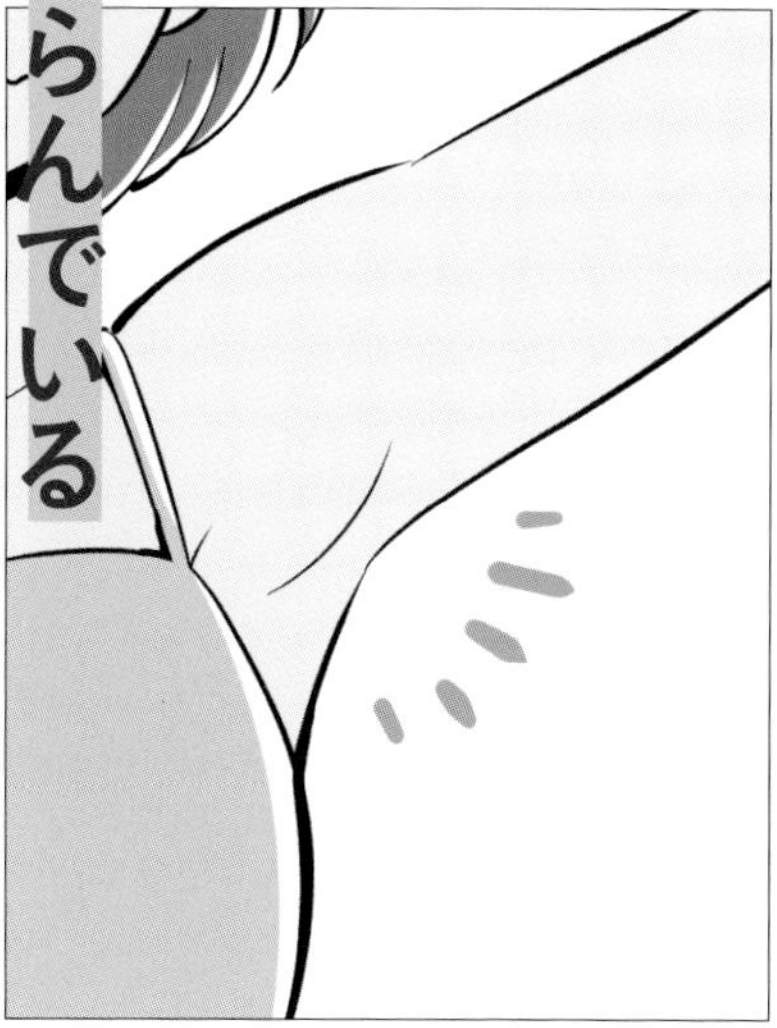

自分のわきの下を鏡で見たことがありますか？　腕を上げたときに少しくぼんでいればリンパの流れはOK。反対にポコッと膨らんでいるようなら要注意！　わきの下のリンパがツマっているかもしれません。

背中が妙にかゆい

背中に限らず、皮膚にかゆみを感じる場合もリンパの流れが悪く、皮膚のバリア機能が失われている可能性あり。そのため湿疹ができたり、かゆみを感じやすかったりするのです。

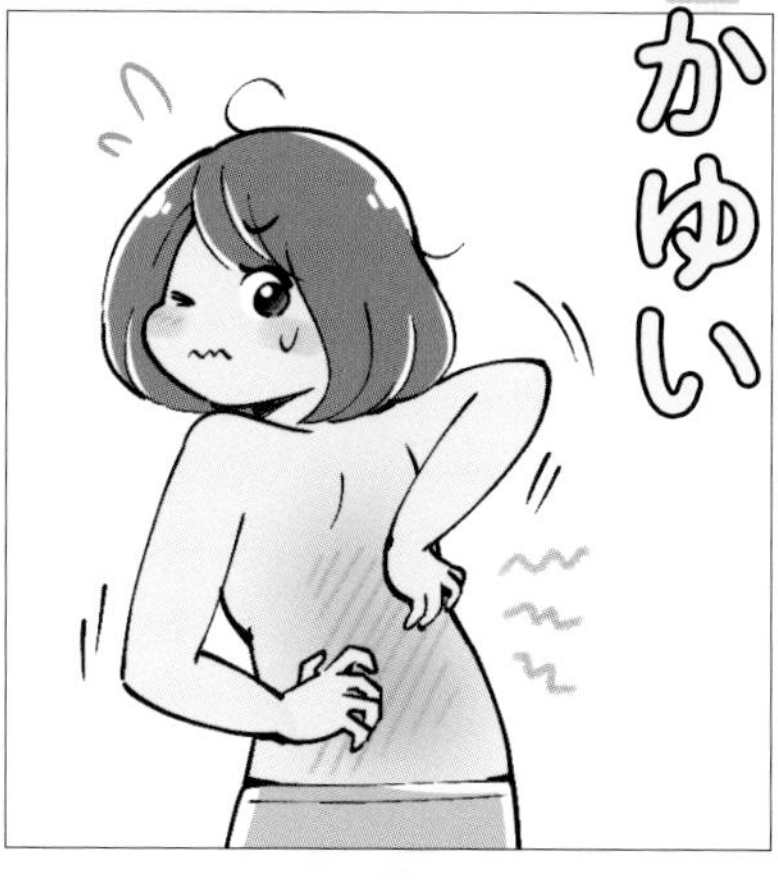

※ひざ裏や耳の下などの痛みや肌のかゆみ、わきの下のふくらみなどの症状は、何らかの疾患に起因する可能性もあります。気になる場合は医師に相談をしてください。

Part 1 リンパケアの基本

よく耳にするけど、じつはよくわかりません…

Part 2

リンパケアの本領発揮！ といえばこれ！

パーツ別リンパケア ボディ編

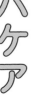

Part 3 パーツ別 リンパケア フェイス編

リンパ＋αのケアでフェイスラインも思いのまま！

Part 4

こんなとき、どうすればいいの？ リンパケアQ&A

※本書で「リンパ」と記載がある場合、リンパ管、リンパ液、リンパ節の3つを指します。
※持病のある方は、リンパケアを行う前に医師にご相談ください。
※リンパケアを行った際、体調不良や肌に刺激や異常を感じた場合は、ケアを中止してください。

二次元コードを読みとり、動画を見るには

「動画をcheck!」がついているリンパケアは、動画で実際の動きを確認することができます。本書の解説と動画を照らし合わせて、手の動かし方や動かすスピードなどを確認してください。

動画の見方

1. 二次元コード認証アプリを立ち上げ（お持ちでない場合はダウンロードしてください）、二次元コードを読みとります。
2. リンク先の動画を再生し、視聴します。

※動画ならびに動画掲載ページは、予告なく変更および中止する場合がございます。あらかじめご了承ください。
※機種によっては動画を再生できないこともあります。

撮影／島本絵梨佳
ヘアメイク／中島由起子
モデル／宮瀬彩加（スペースクラフト）、日下部佳菜
カバーデザイン／木村由香利（986 DESIGN OFFICE）
本文デザイン／黒田志麻
イラスト／妻鹿もえぎ（マンガ）、miya（図解）
校正／文字工房燦光
DTP／佐藤史子
取材協力／鈴木糸子

おもな登場人物

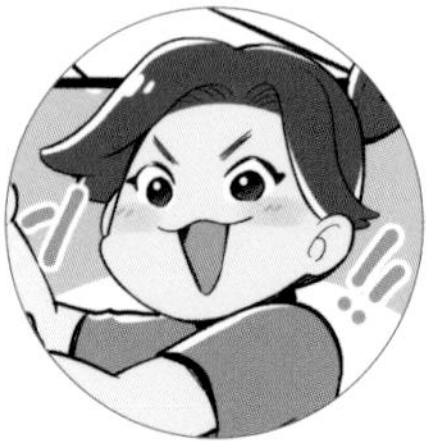

このみ先生

経営するリンパケアサロンで日々惜しみなくゴッドハンドを披露するほか、セルフケアで簡単に、負担なく、みるみる結果が出せるリンパケア「神業リンパ」を提唱。ダイエットやスキンケアなど、美容の悩みを抱える人たちを救っている。

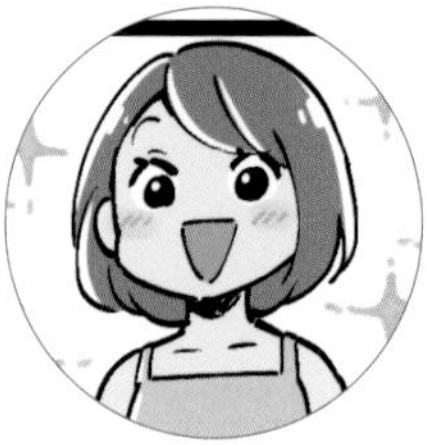

むくみ

食品会社で働く30歳。オフィスワークのため、日中はつねに座りっぱなし。運動も努力もキライ！　でも食事制限で細くなるのは胸（上半身）ばかり……。「本当は下半身太りを解消したいのに！」

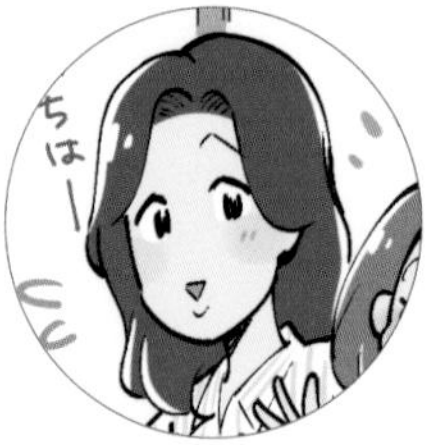

たるみ

むくみの会社の先輩で、音楽好きという共通の趣味を通じて意気投合し、一緒にライブに行ったり、仕事帰りに一杯飲みに行ったりする仲。「なんだか最近、前日のお酒が残る。というか、肌がたるんでない!?」と悩む35歳。

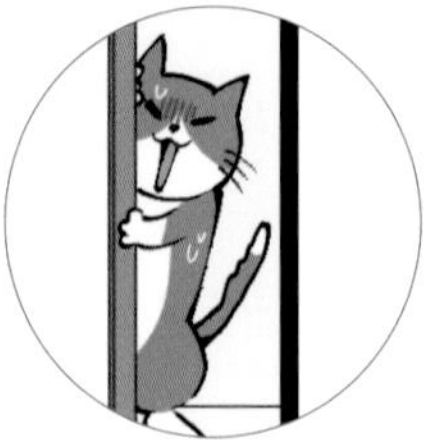

にゃん太

「もしかして人間の言葉がわかっている？」と疑いたくなるほど気持ちを察知してくれる、むくみの愛猫。厳しくもやさしく、下半身やせに励むむくみを応援してくれている。

Part 1

よく耳にするけど、
じつはよくわかりません…

リンパケアの基本

美容に関心のある人なら、「リンパ」という言葉を聞いたことがあるはず。でも「その働きは？」と聞かれたら、意外とわからないのでは。Part 1ではなんとなく知っているつもりのリンパについて、より深掘りします。

リンパケアの基本1

知ってるようで知らない…
「リンパ」って何なの？

**「なんとなく重要そう」という認識はあれど、イマイチよくわからない。
そんなリンパの最低限知っておきたいことを紹介します。**

「リンパ」には3つの種類がある

私たちの体は、基本的に血液を通して酸素や栄養を取り入れ、老廃物や二酸化炭素を排出しています。それぞれ動脈と静脈がその役割を担っていますが、静脈では回収できない老廃物や栄養素があります。これを回収するのが、リンパの役割です。

ひとえに「リンパ」といっても、リンパ管、リンパ液、リンパ節と３つの種類があります。リンパ管とは、血管に沿って全身に張り巡らされた管のことで、その中を流れる液体がリンパ液。そして、リンパ管にあって、老廃物や異物、細菌の侵入をフィルターにかけてろ過する働きをするのがリンパ節です。

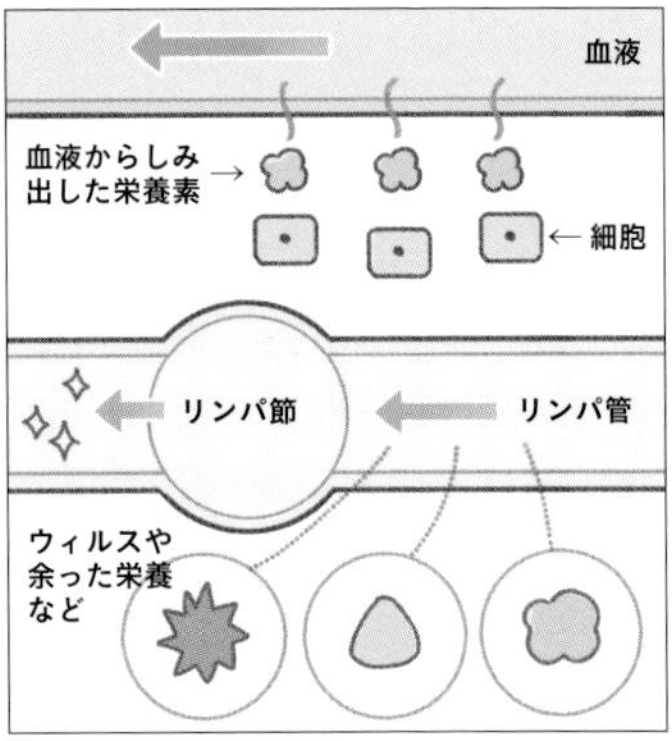

リンパは体の“下水道”

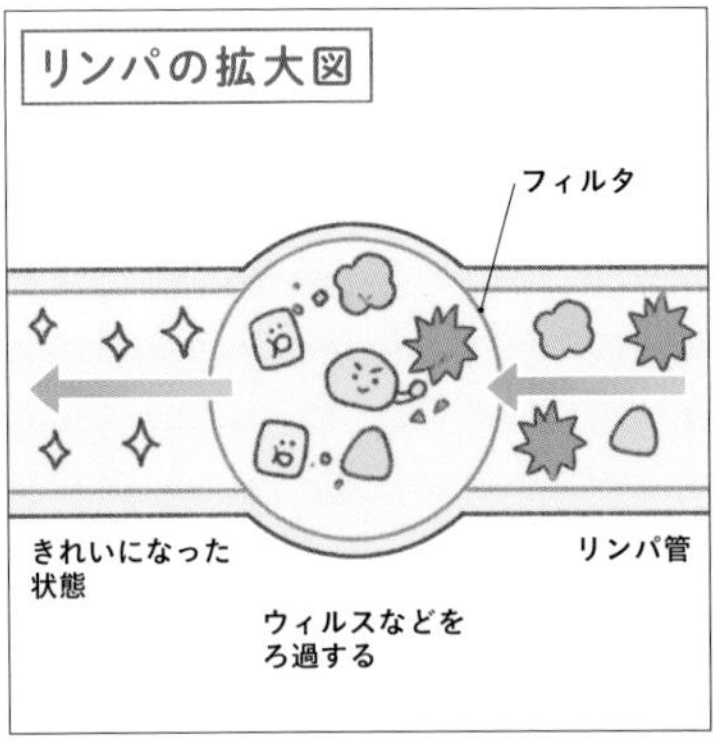

リンパ管でろ過した老廃物や異物は、リンパの流れが正常であればリンパ管を通って最終的に静脈に合流し、腎臓でろ過され尿となって体外に排出されます。リンパが「体の下水道」といわれるのもそのためです。

しかし、流れが悪くツマっている人がほとんど。老廃物に脂肪、余分な水分、疲労物質……さまざまなものが体内に滞っている状態なのですね。血管の場合、心臓というポンプがありますが、リンパ管には心臓に代わる役割をする器官がありません。そこで、自分自身でリンパの流れを促してあげる必要があるのです。

リンパ管は血管に沿うように全身に張り巡らされている

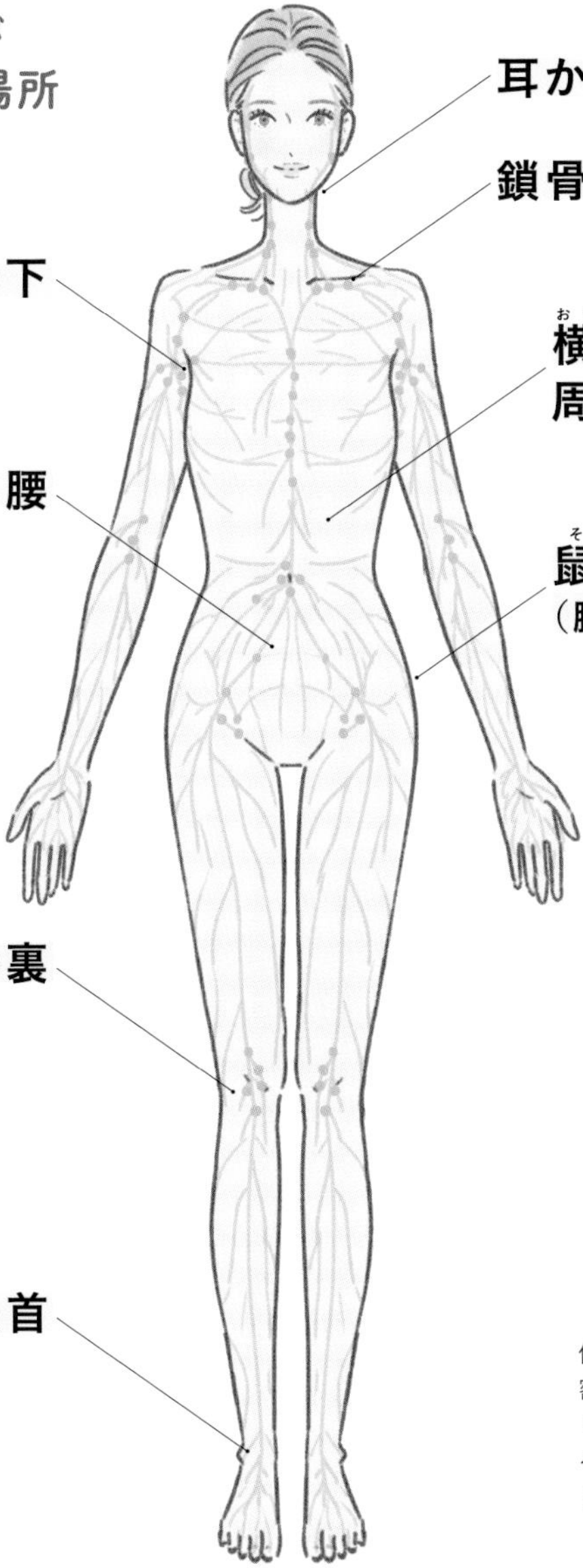
リンパ節が
密集する場所
耳から首
鎖骨の周辺
わきの下
横隔膜《おうかくまく》の
周辺
お腹・腰
鼠径《そけい》部
（脚の付け根）
ひざの裏
足首

体内にはリンパ節が密集するエリアがあり、リンパケアではそこを念入りにケアしていきます。

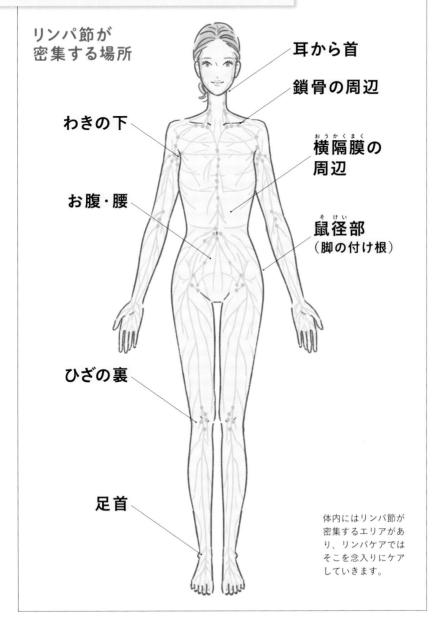

リンパケアの基本2

どうして「ツマり」がなくなると きれいになれるの？

下のチェック項目はリンパの流れが悪いときに起こりがちな症例をまとめたもの。
リンパがツマっていると、きれいになるための努力が報われないんです！

こんなことはありませんか？

- □ **食事制限をしてもやせない**
  脂肪などが排出されず、蓄積されてしまうため。
- □ **そんなに水分を摂取していないのに水太りする**
  体内の余分な水分が排出されていない。しかも慢性化しやすい。
- □ **ちゃんとスキンケアしているのに、肌がカサカサ**
  リンパがツマって循環が悪くなると、肌のターンオーバーも悪化。
- □ **やせ型なのに、脚が太い！足首がない！**
  典型的なツマっているケース。むくみ、たるみはほぼリンパが原因とみてよさそう。

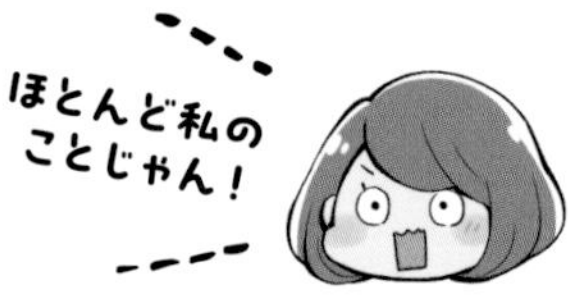
ほとんど私のことじゃん！

なぜリンパがツマるの？

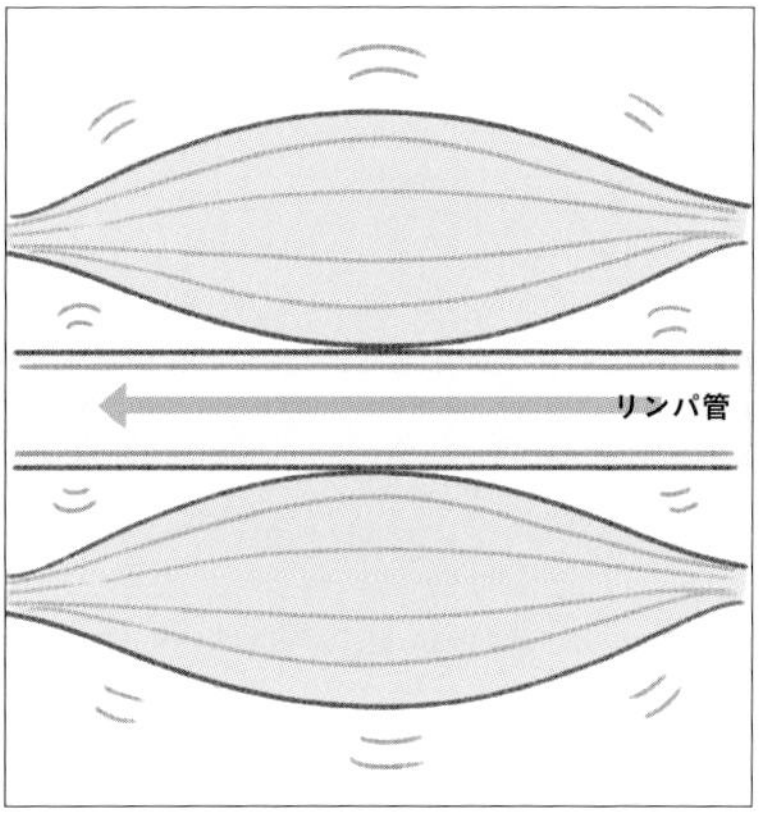

リンパにはポンプがないから

血液の場合は心臓というポンプがあるので、全身を巡り、難なく心臓に戻ってくることができます。ですが、リンパにはポンプがありません。そこで、イラストのように、筋肉を動かすことで間接的にリンパの流れを促す必要があります。ふだんからよく体を動かす習慣があればよいのですが、現代人は基本的に運動不足であることがほとんど。ふつうに生活しているとツマりがちなのです。

私たちの生活では、どうしても
リンパがツマりやすい！

次のチェック項目にあてはまるものはありませんか？　じつは運動不足以外にも、リンパをツマらせる要因はいろいろあります。

□ 仕事中はずっと同じ姿勢

座りっぱなし、立ちっぱなしの姿勢は日常動作が少なくなりがちで、運動不足を招きます。

□ シャワーだけで入浴をすませる

冷えて血行が悪くなると、本来血液が行うべき排出機能が低下。リンパに負担がかかります。

□ スキニーパンツなど、タイトな服装が多い

体を強く締め付けるとリンパの流れが悪くなります。
同時に、血行も悪くなるのでいいことなし！

□ 食事制限のみのダイエット

食事を変えるだけのダイエットは、筋肉量を減らしてしまう危険性あり！　リンパの流れを促すには筋肉が必要。減らしてはもったいない！

リンパケアの基本3

なぜ神業？ その理由は

圧のかけ方にあります

リンパケアのいちばんのポイントは「圧のかけ方」。
その秘密をお伝えします。

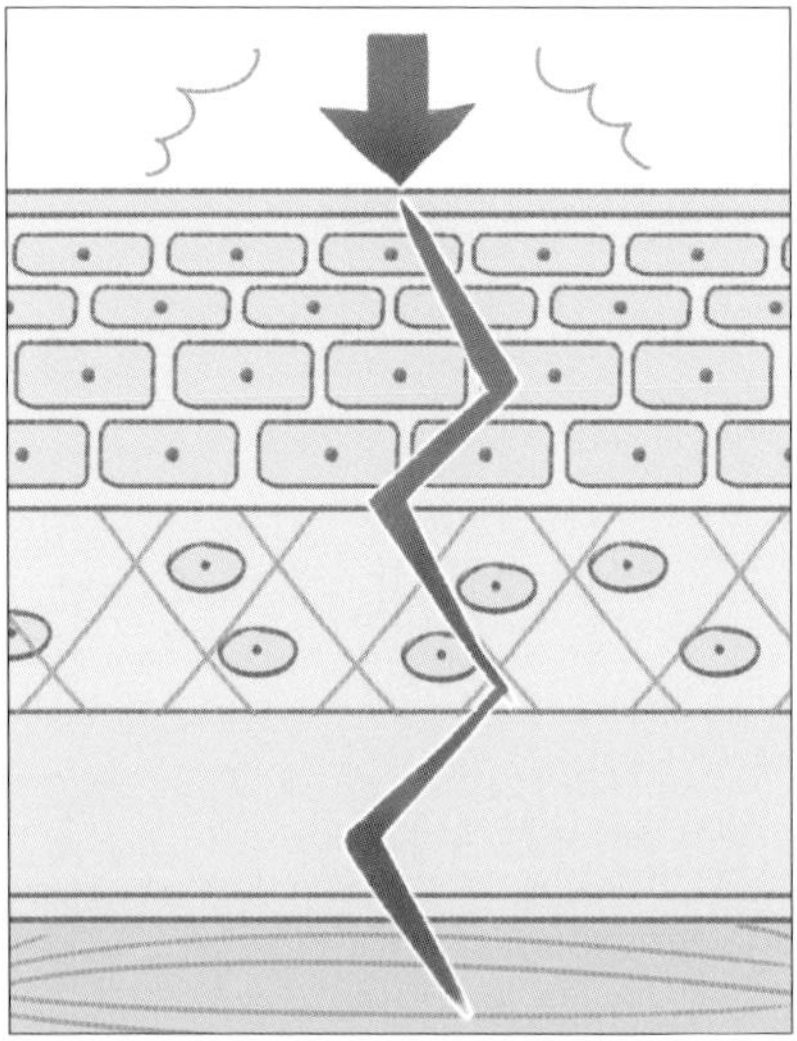

体重と手の力で強く押すと、層をズラしてしまうような圧がかかる。そのうえ、筋肉層にまで圧が届かない。

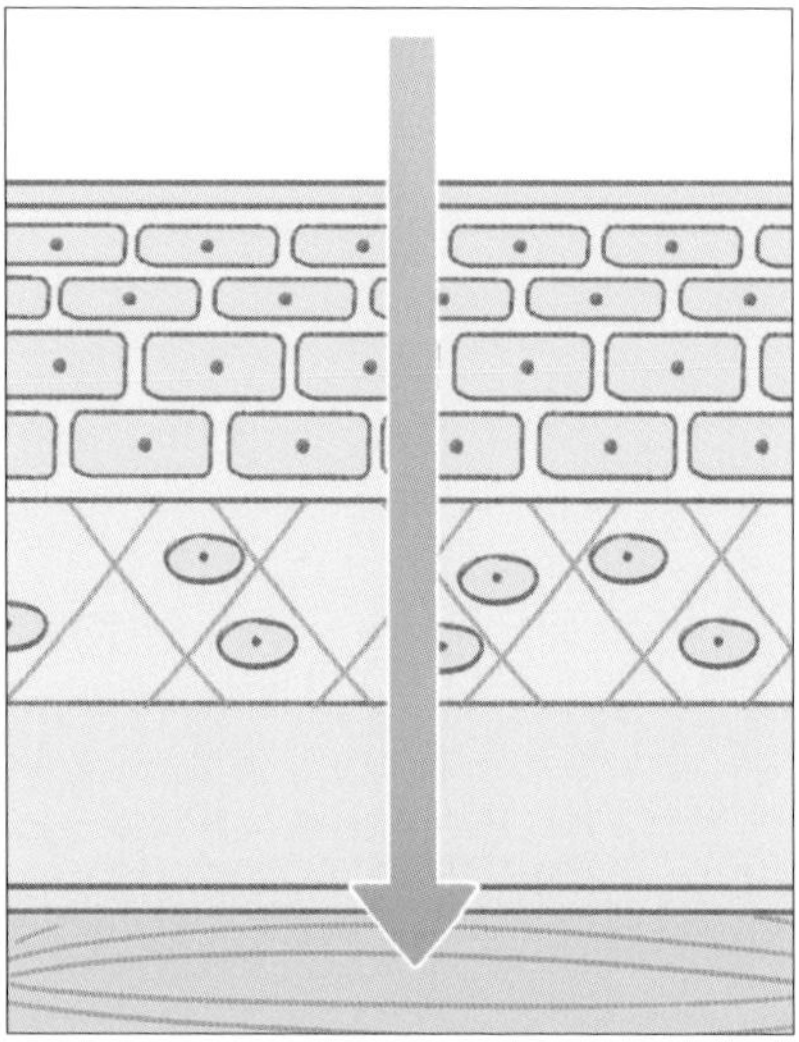

リンパケアの力加減は「イタ気持ちいい」。さらにすばやく動かすことで層をズラすことなく、筋肉層にまで圧がかかる。

押したり、もんだりすることで筋肉に刺激を伝え、リンパの流れを促すのがリンパマッサージの基本。体重と手の力で圧をかける方法が多いのですが、じつはこれだと深いところまで圧が伝わりません。皮膚の下は筋膜・筋肉層・骨という層になっているので、いわば層をズラすだけ。痛みを感じることも…。

　リンパケアでは余計な力をかけず、手の角度（肌に対して垂直）とスピードを重視することで筋肉層まで圧をかけていきます。この速さがポイントなので、本書の動画でよく確認してくださいね。詳しいやり方は次ページから解説します。

神業リンパケアのやり方はとてもシンプル！

手の動きに迷ったらとにかく鎖骨を目指そう

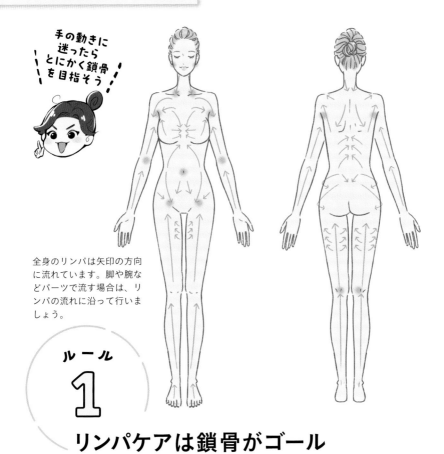

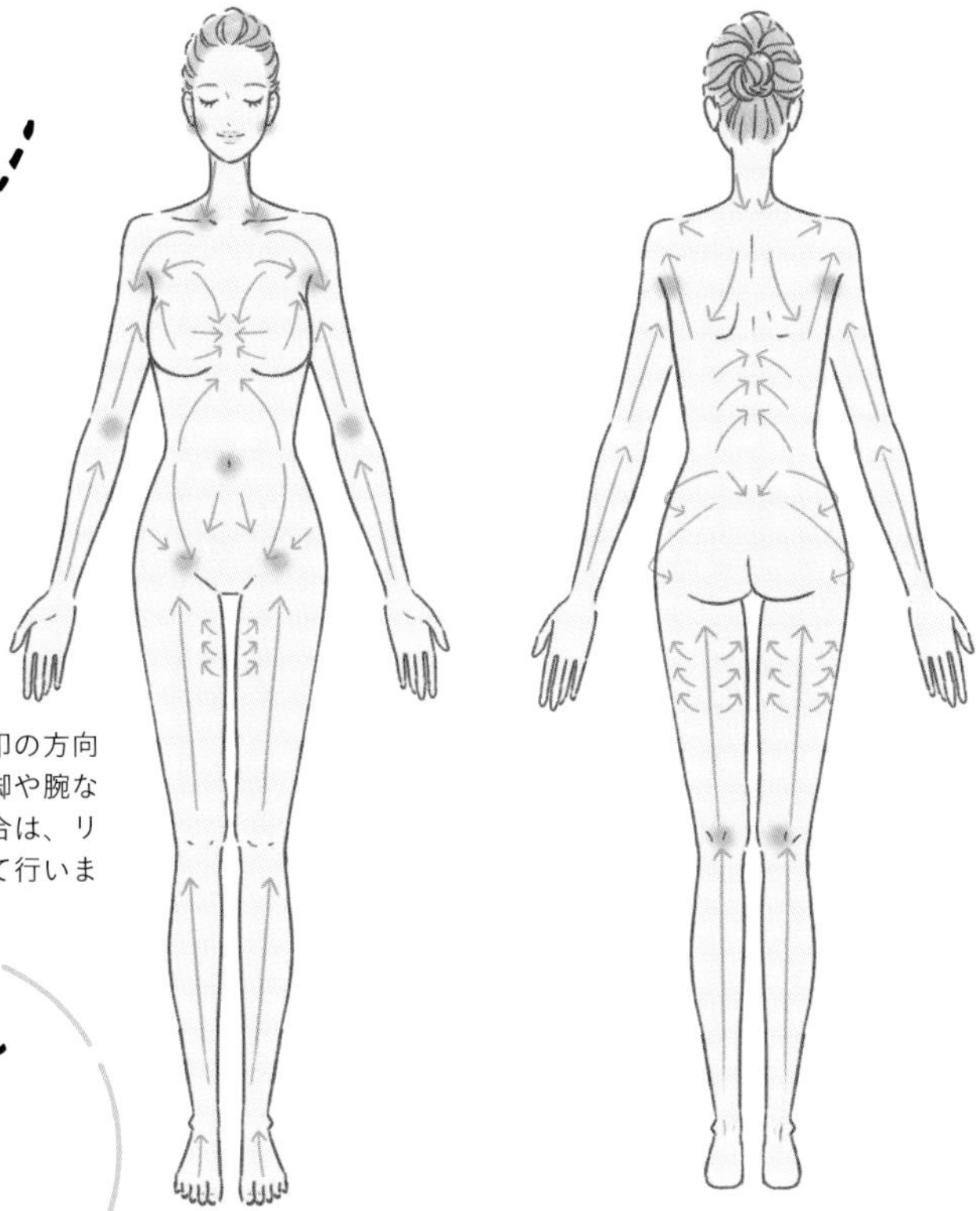

全身のリンパは矢印の方向に流れています。脚や腕などパーツで流す場合は、リンパの流れに沿って行いましょう。

ルール 1 リンパケアは鎖骨がゴール

全身を流れるリンパ液は鎖骨のリンパ管に集められ、そこから静脈に流れ込みます。つまり、鎖骨のリンパ管は脂肪や老廃物の「最終出口」というわけ。

全身を一度にケアする場合や、顔や上半身をケアする場合の最終ゴールは鎖骨。鎖骨に向かって流しましょう。

※リフトアップしたいときなどは、顔の下から上に流すこともあります。

ルール2 下半身の部分ケアはリンパ節の密集地帯をゴールに

ふくらはぎや太ももなど、下半身の部分ケアを行う場合は、いちばん近くにあるリンパ節の密集地帯（17ページ）をゴールに設定します。具体的にいうと、足首、ひざ、鼠蹊部。できるだけリンパ節に合流させることが大事です。

ルール3 リンパケアは「さする」がメイン

リンパケアではリンパを流す際に力を込めてもんだり、押したりすることはほとんどありません※。おもな手の動かし方は「さする」。イタ気持ちいい範囲の圧をかけながら、ケアをする手を肌の上ですべらせるイメージです。

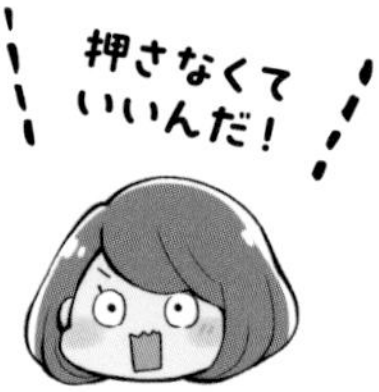

※流す以外の目的で押したり、ゆらして筋肉をほぐすこともあります。

ルール4 角度とスピードを意識！

試しにふくらはぎのケア（30ページ）をやってみてください。グーッと力を込めて押すより、手を速く動かしたほうが効いた感じがしませんか？　余分な力もかからなかったはず。手をあてる角度は皮膚に対して垂直に、あとはラクに素早く動かすだけでいいんです。

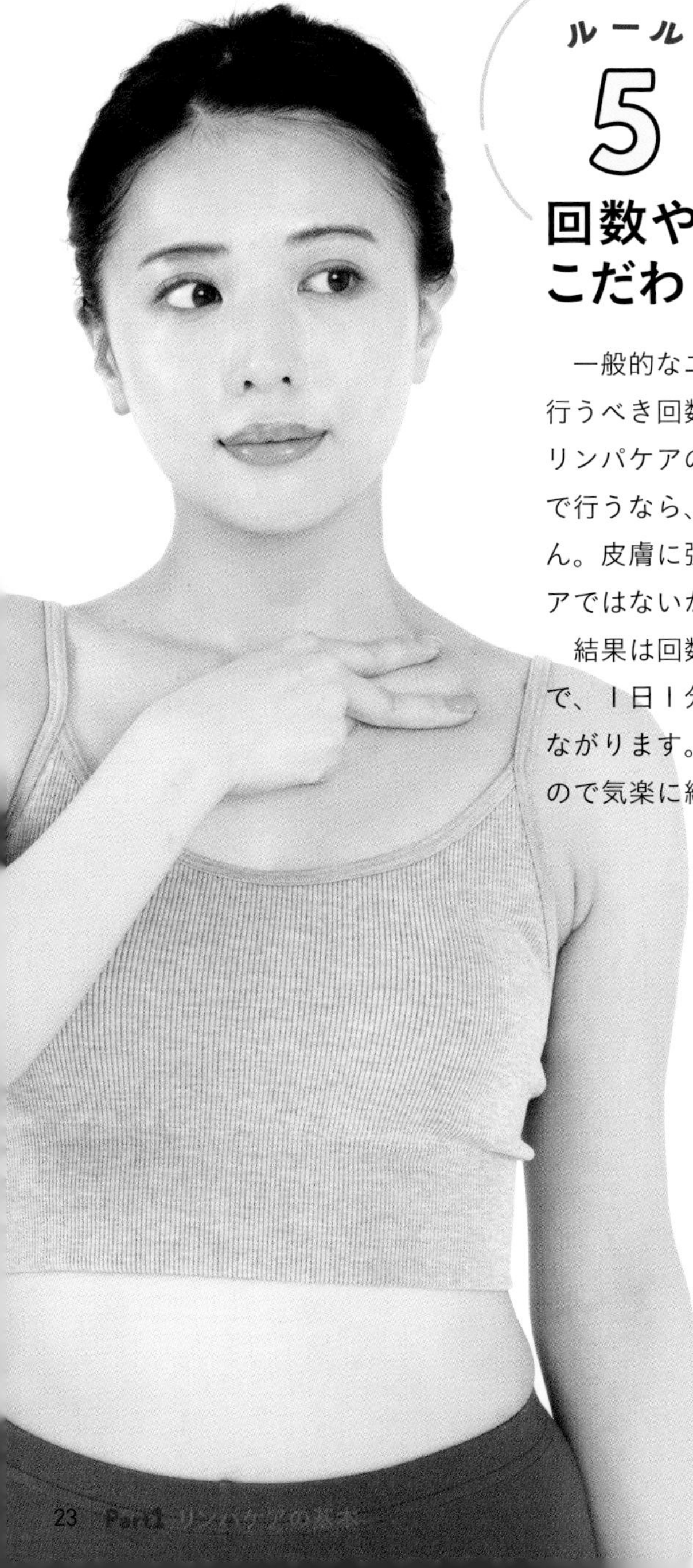

ルール

5

回数や秒数にこだわりすぎない

一般的なエクササイズやマッサージは行うべき回数の目安が決まっていますが、リンパケアの場合、イタ気持ちいい範囲で行うなら、いくらやってもかまいません。皮膚に強い刺激を与えるタイプのケアではないからです。

結果は回数×継続した期間で表れるので、1日1分でもやったほうが効果につながります。回数や秒数の決まりもないので気楽に続けられるはずです。

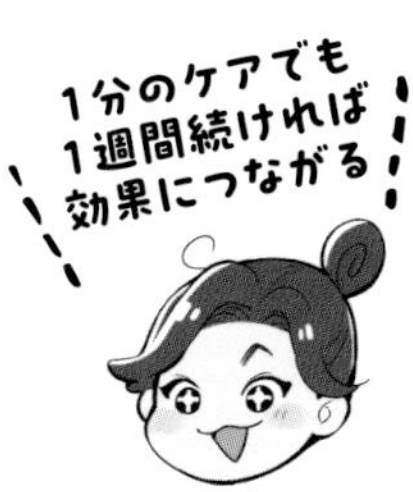
1分のケアでも
1週間続ければ
効果につながる

リンパケアの基本4

リンパケアで重要な 手の使い方を覚えよう

本書で紹介するリンパケアのおもな手の動かし方は、①圧をかけながらさする、②ゆらしてほぐす、の2つ。大事なことなので詳しく解説します。

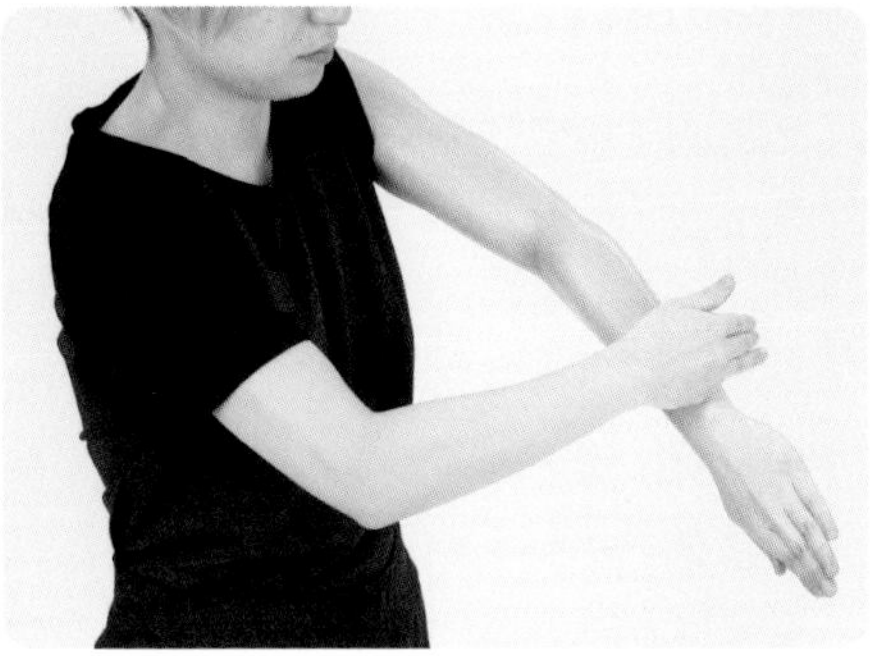

①圧をかけながらさする

リンパがいちばん流れるのは、圧をかけながらさする動き。圧をかけるといっても力いっぱい押すのではなく、ケアしたい部位にあてた手を皮膚に少し沈ませるようなイメージで、すばやくさするだけ。

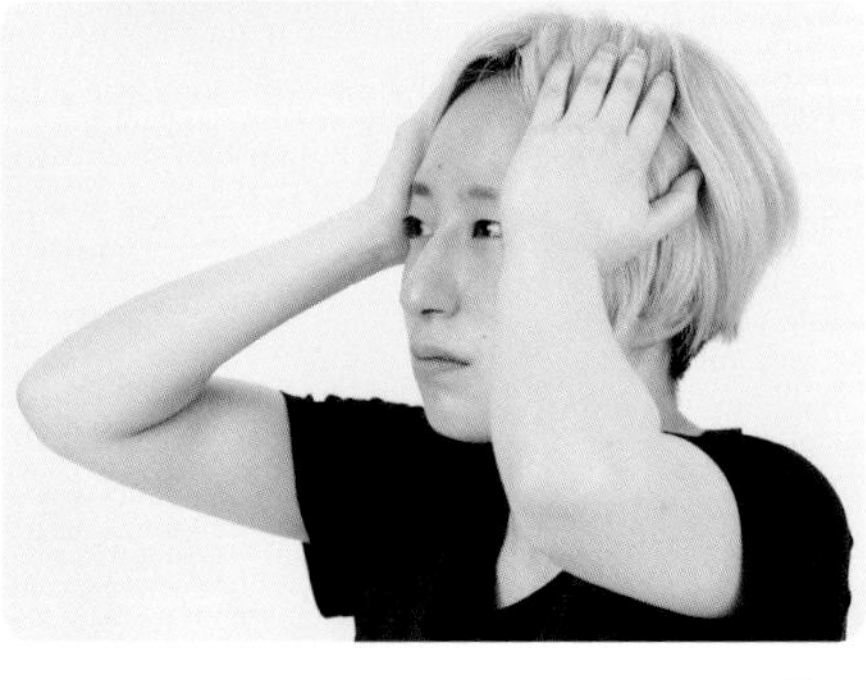

②ゆらしてほぐす

こり固まった筋肉をほぐしてやわらかくするのが目的。皮膚の上で手をゆらすのではなく、あてた手と皮膚をズラさずに、腕ごと動かすようにしましょう。

がんばってるニャ

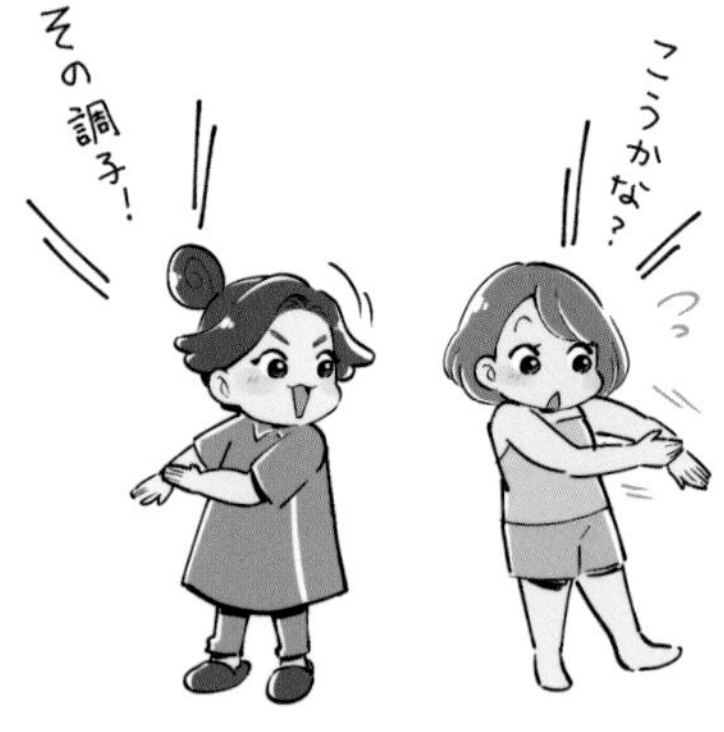
その調子！
こうかな？

圧をかけるときの手の使い方はおもに3つ

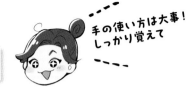

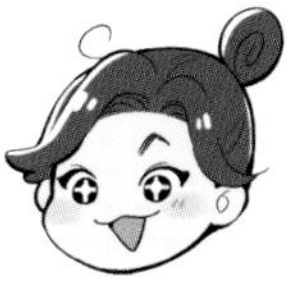
手の使い方は大事！
しっかり覚えて

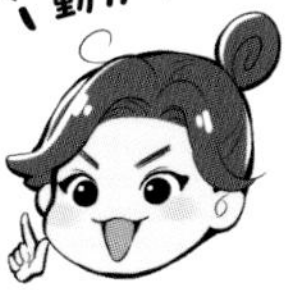
皮膚の上をすべらせるように動かすよ

手刀

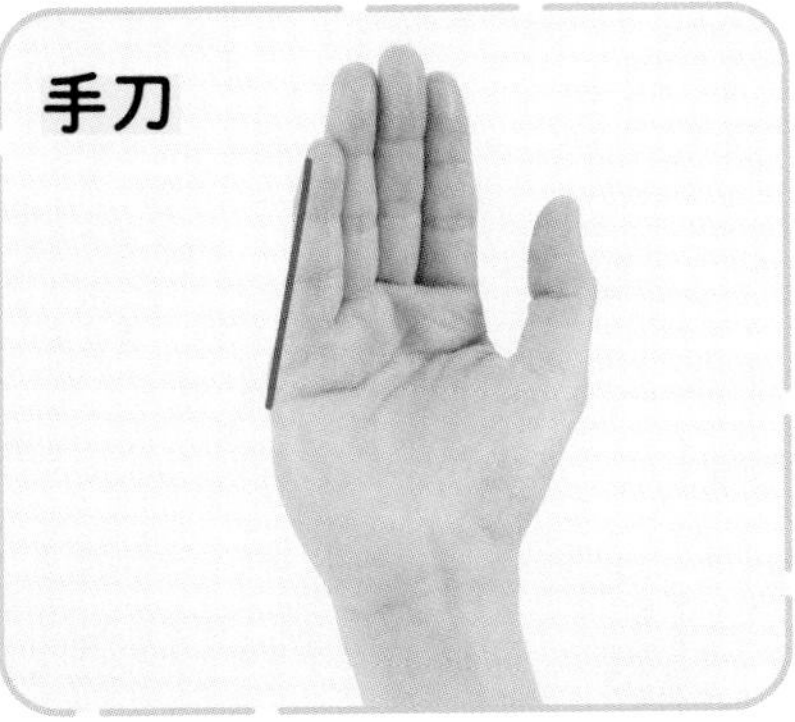

チョップをするときの手。小指側を使います。面でさすり上げるときに便利。

動画をCheck!

グー

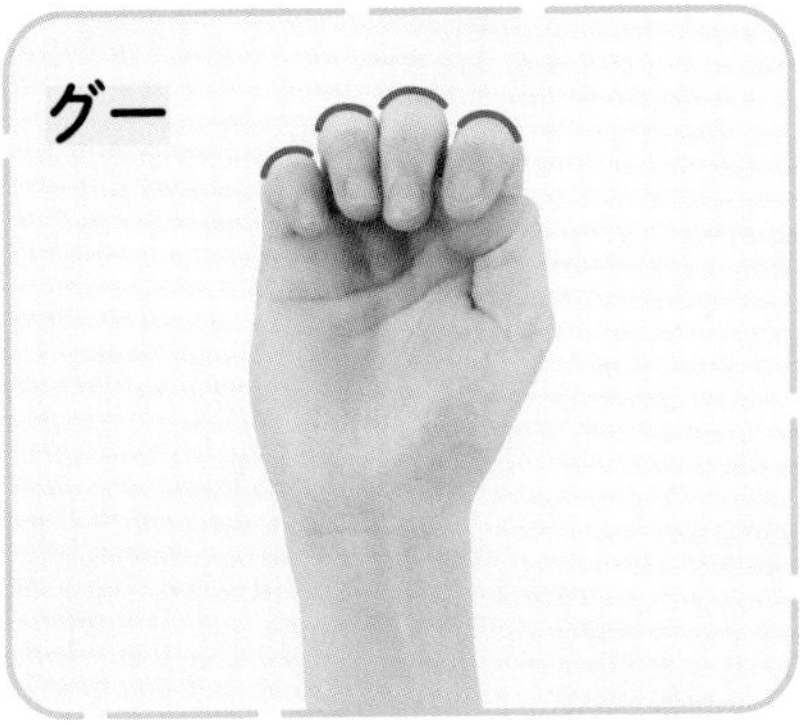

いわゆる握り拳。力いっぱい握るのではなく、第２関節の高さが揃うように軽く握るのがポイント。

動画をCheck!

くの字

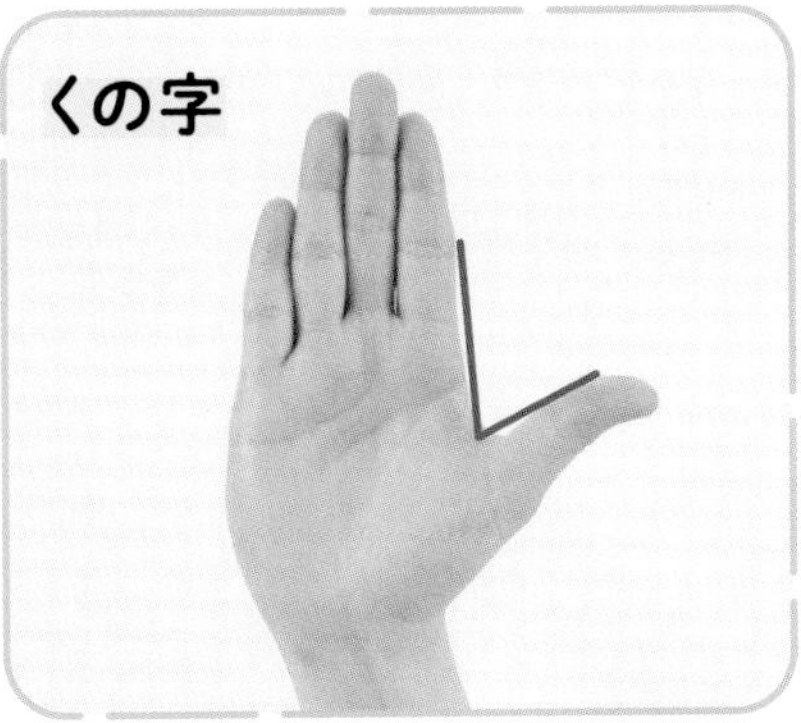

親指と人差し指のラインで「く」の字をつくるイメージ。曲線をさすり上げるときによく使います。

動画をCheck!

good!

ケアをするときはクリームなどを使おう!

とくに顔の皮膚は薄いので、クリームなどの潤滑剤を使いましょう。使い方は103ページを参照ください。

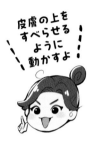

COLUMN

力に頼らないやり方はこうして生まれた！

神業リンパの誕生秘話

世の中にはさまざまなマッサージがありますが、いずれも全身の力をかけて、圧をかけていくイメージがあると思います。じつはセラピストは体を壊して辞めていく人がとても多いんです。力まかせの施術で腱鞘《けんしょう》炎《えん》になったり、腰を痛めたり……お客さまを癒す一方で、セラピストの体はもうボロボロです。こんな現状をなんとかしたくて、体のこと、マッサージのことを一から勉強する日々が続きました。

ある日、「今日はいつもより速く手を動かしてみようかな」と試したところ、お客さまの反応がいつも以上によかったのです。しかも力をそんなに入れていないのに、お客さまは大満足。私の体もツラくない！　ほかの方にも試してみたところ「効きめが全然違う」といわれるようになり、そこからどんどん指名が入るようになりました。

このときの方法に改良を加えたのが、「神業リンパ」です。本書でお伝えしているセルフケアのほかにも、セラピスト向けに指導を行っていますが、この方法だと体を壊して辞めた人がゼロ！　それも自信につながっています。

Part 2

リンパケアの本領発揮!
といえばこれ!

パーツ別 リンパケア ボディ編

それでは実際にリンパケアを行っていきましょう。Part 2では、やった結果がもっとも実感できる「部分やせ」の方法を紹介。むくみがちな太もも、足首のケアからお腹、上半身まで、トータルでやせたいところをケアします。

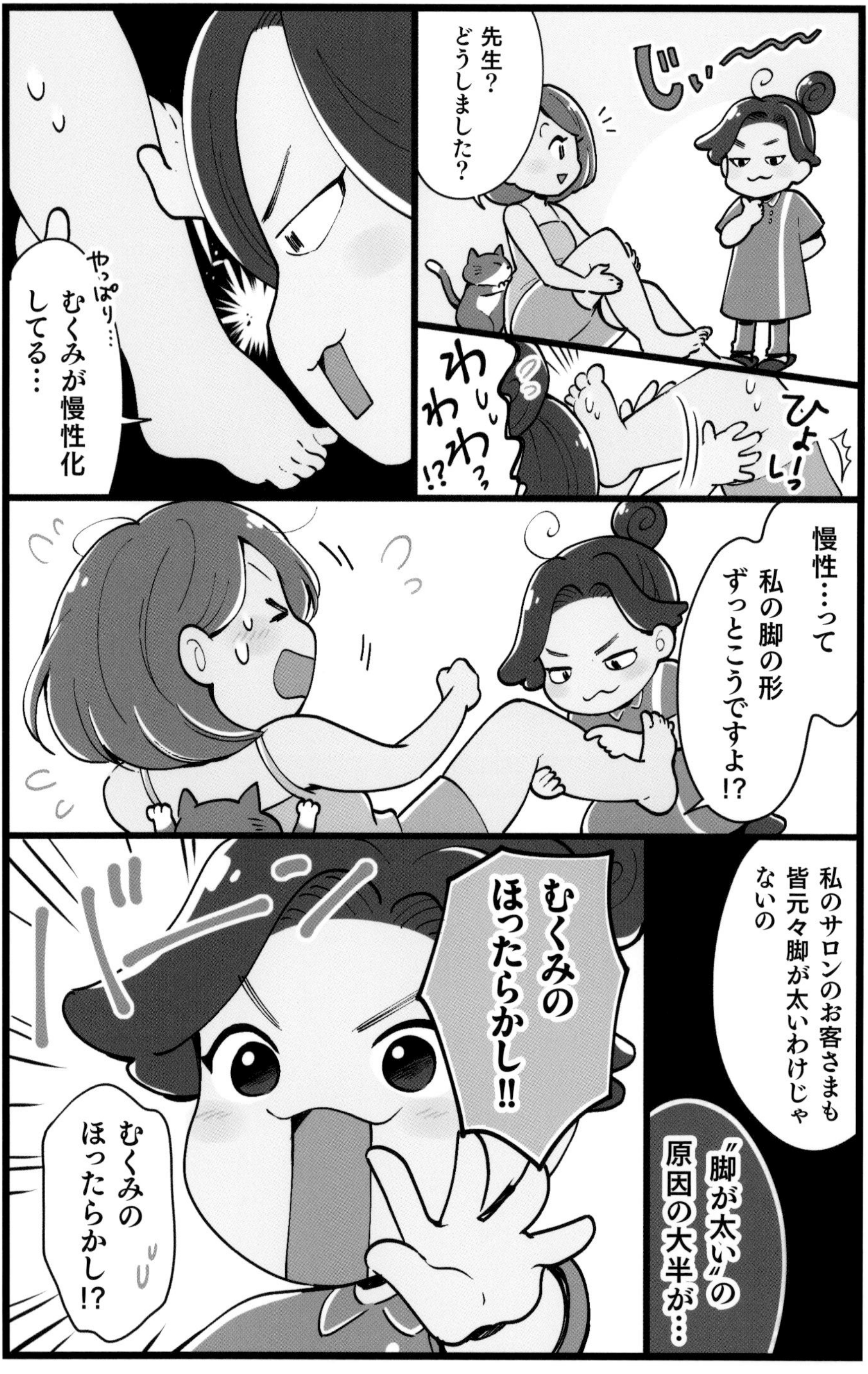
じぃ〜〜〜
先生? どうしました?
ひょいっ!
わわわ!?
やっぱり… むくみが慢性化してる…
慢性…って 私の脚の形ずっとこうですよ!?
私のサロンのお客さまも皆元々脚が太いわけじゃないの
〝脚が太い〟の原因の大半が…
ドーン
むくみのほったらかし!!
むくみのほったらかし!?

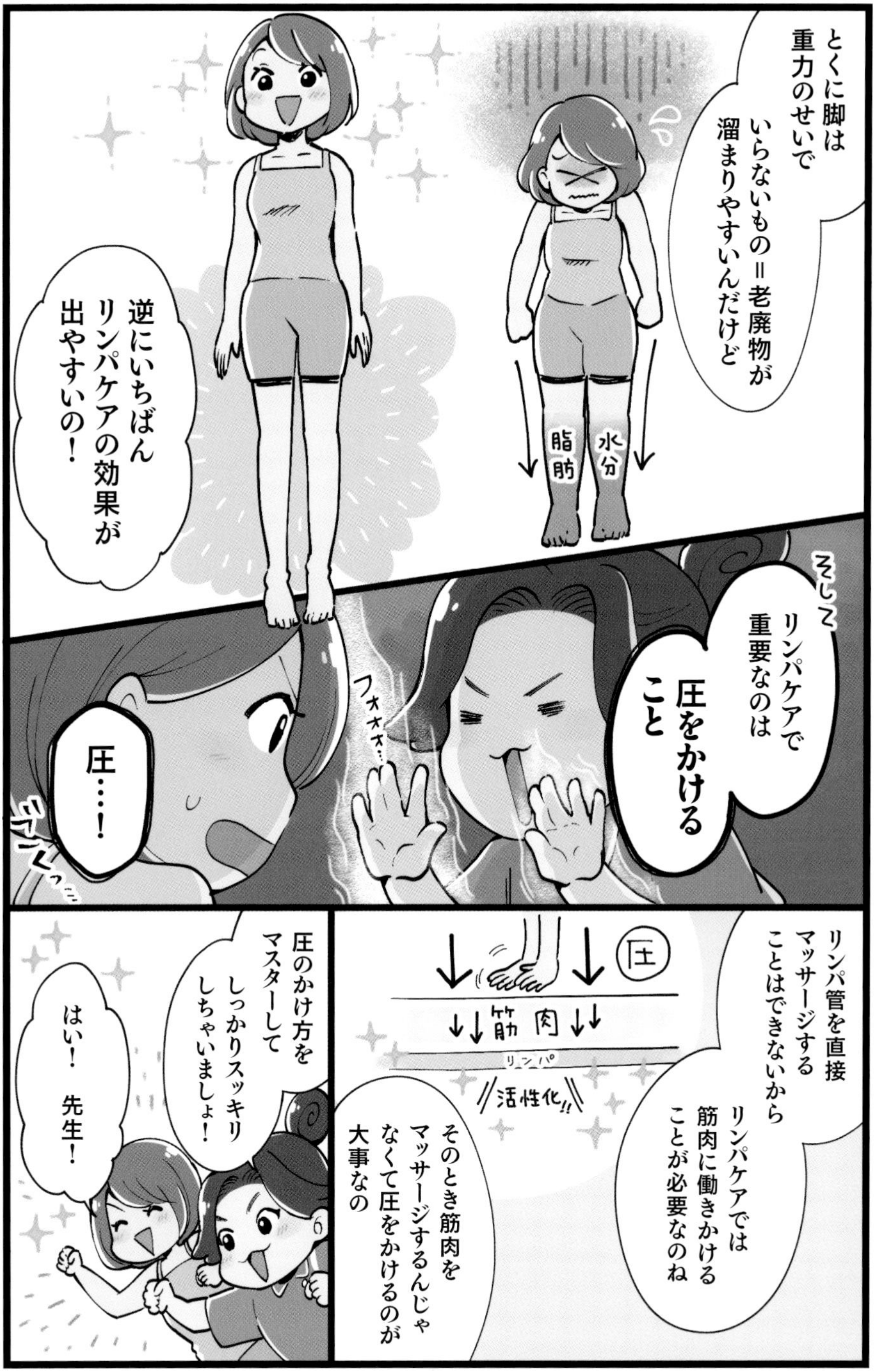
とくに脚は
重力のせいで
いらないもの=老廃物が
溜まりやすいんだけど
水分
脂肪
逆にいちばん
リンパケアの効果が
出やすいの！
そして
リンパケアで
重要なのは
圧をかける
こと
フォォォ…
圧…！
リンパ管を直接
マッサージする
ことはできないから
リンパケアでは
筋肉に働きかける
ことが必要なのね
そのとき筋肉を
マッサージするんじゃ
なくて圧をかけるのが
大事なの
圧
筋肉
リンパ
活性化!!
圧のかけ方を
マスターして
しっかりスッキリ
しちゃいましょ！
はい！　先生！

部分やせ 1

ふくらはぎ

体の中でもっとも「むくむ」のはここ！

下半身のむくみがいちばん気になるところといえば、やっぱりふくらはぎでしょう。前の章で「体内を巡るリンパ液は、鎖骨にあるリンパ管に回収される」と解説したのを覚えていますか？ ふくらはぎは鎖骨からもっとも遠い場所にあります。そのためリンパの流れが滞りやすいのです。

神業リンパでは足の指先からていねいにケアするのがポイント。回数に決まりはないので、気持ちいいと思える範囲で行いましょう。

流す順番はとっても大事！

リンパケアの手順 両方の脚で行います

1. 足の甲のリンパを流す 動画0:00〜
2. 指先を使ってさらに流す 動画0:08〜
3. くるぶしの下側をほぐす 動画0:15〜
4. すねの前側を流す 動画0:29〜
5. ふくらはぎを流す 動画0:45〜

最初に動画を
Check!

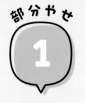

1 足の甲のリンパを流す

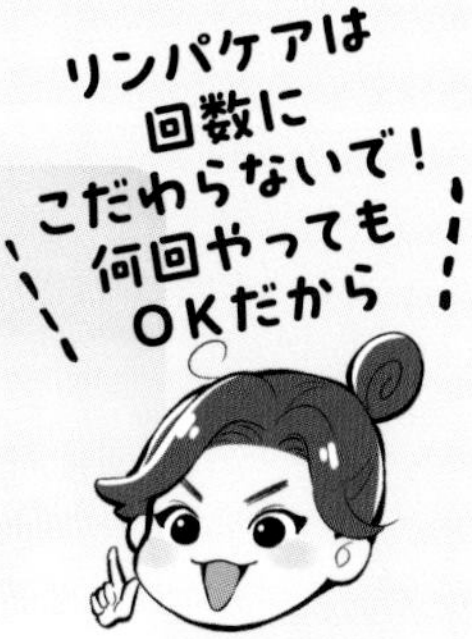
リンパケアは
回数に
こだわらないで！
何回やっても
OKだから

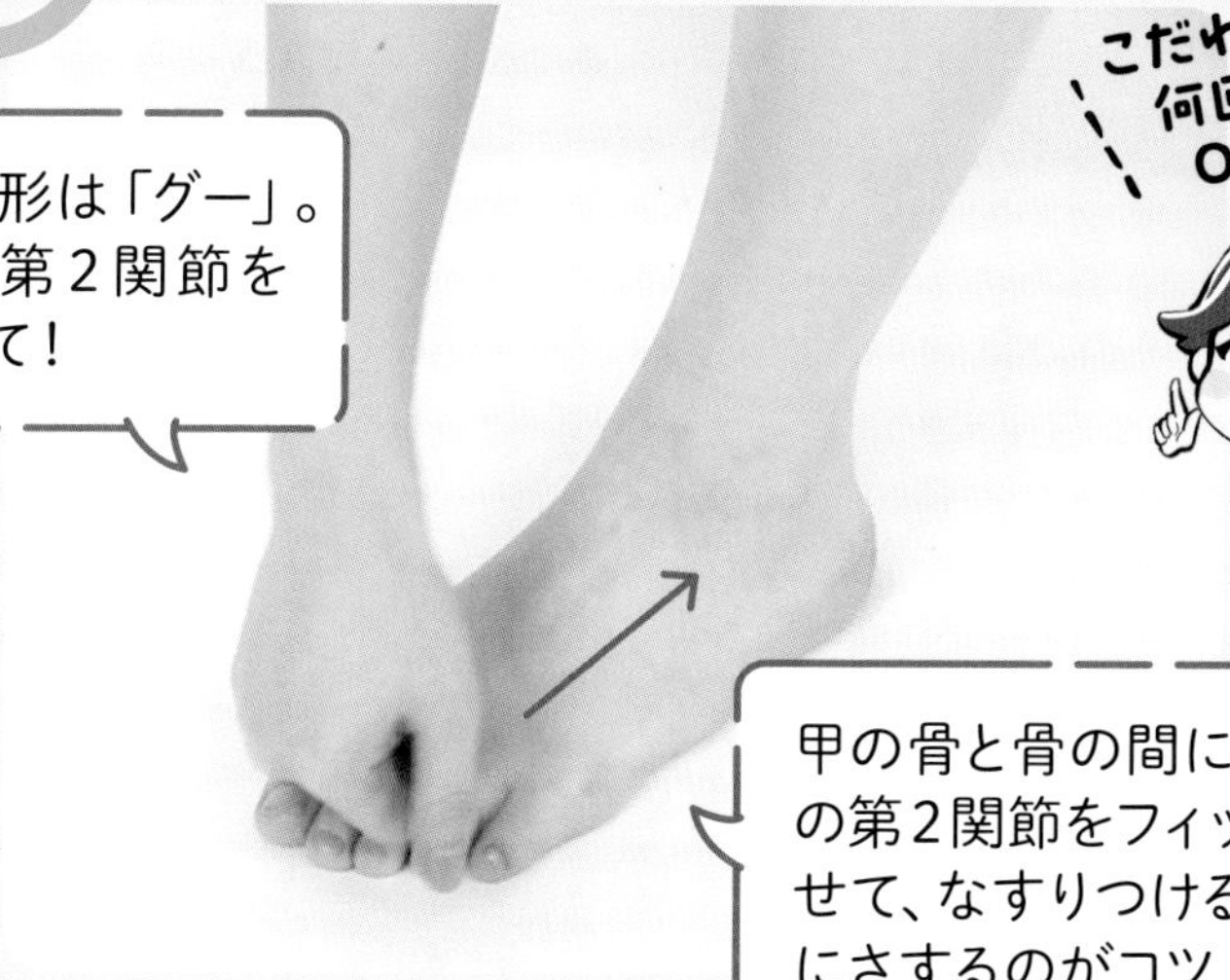
手の形は「グー」。
指の第２関節を
使って！
甲の骨と骨の間に手指
の第2関節をフィットさ
せて、なすりつけるよう
にさするのがコツ

2 指先を使ってさらに流す

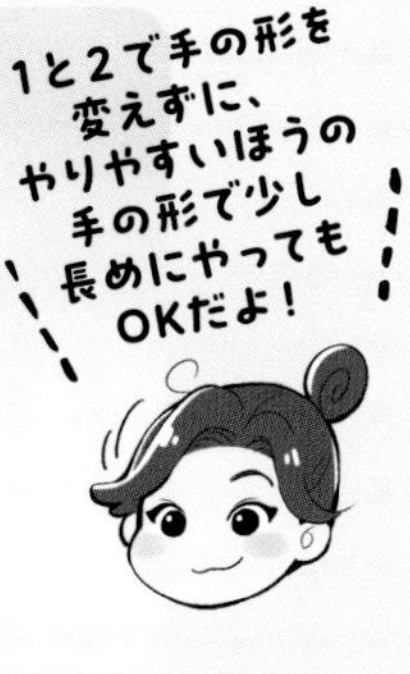
1と2で手の形を
変えずに、
やりやすいほうの
手の形で少し
長めにやっても
OKだよ！

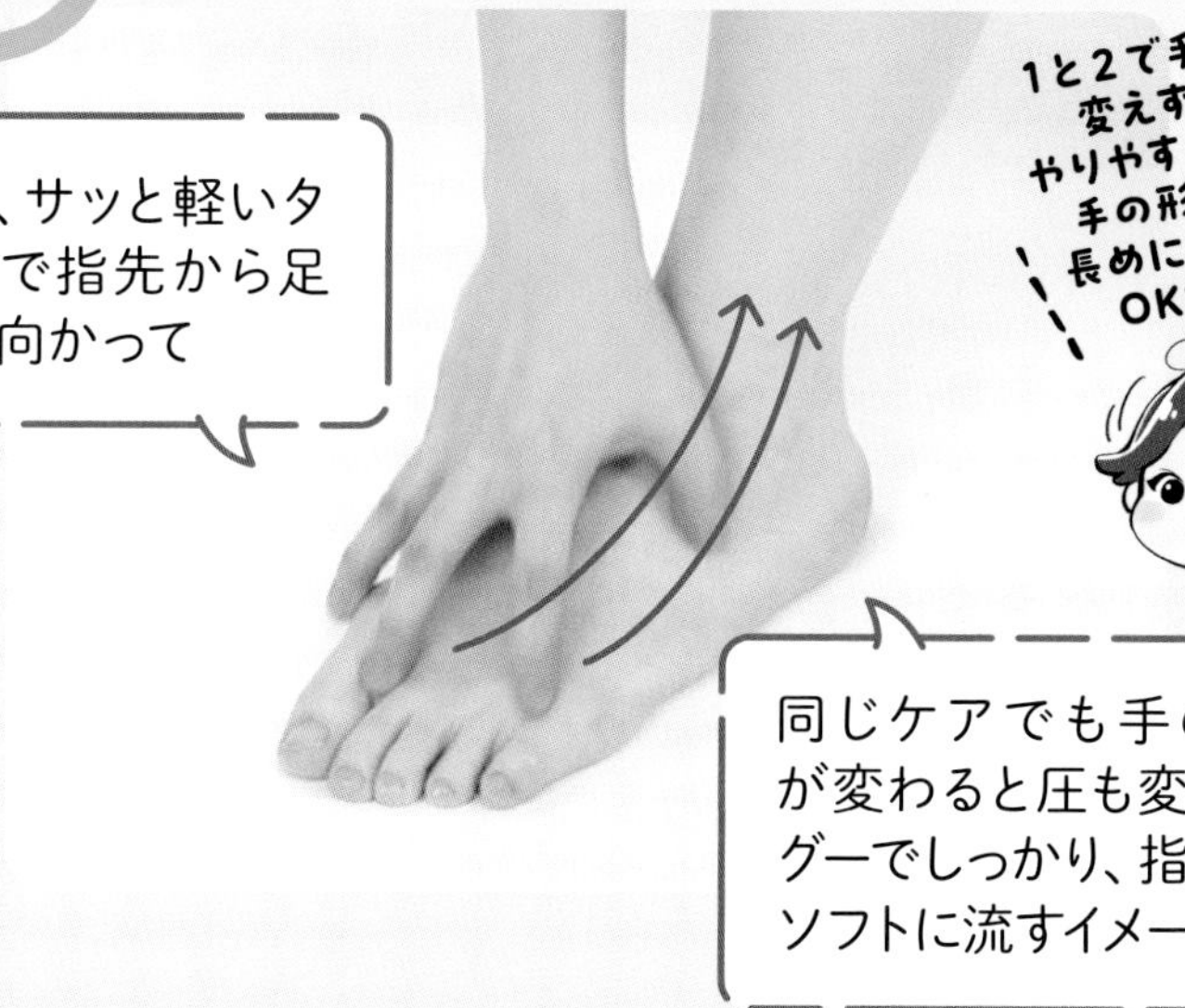
サッ、サッと軽いタ
ッチで指先から足
首に向かって
同じケアでも手の形
が変わると圧も変わる。
グーでしっかり、指先で
ソフトに流すイメージ

③ くるぶしの下側をほぐす

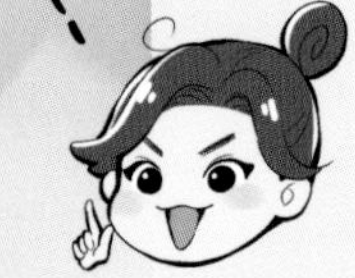
リンパ節は
関節まわりに
多いのよ！

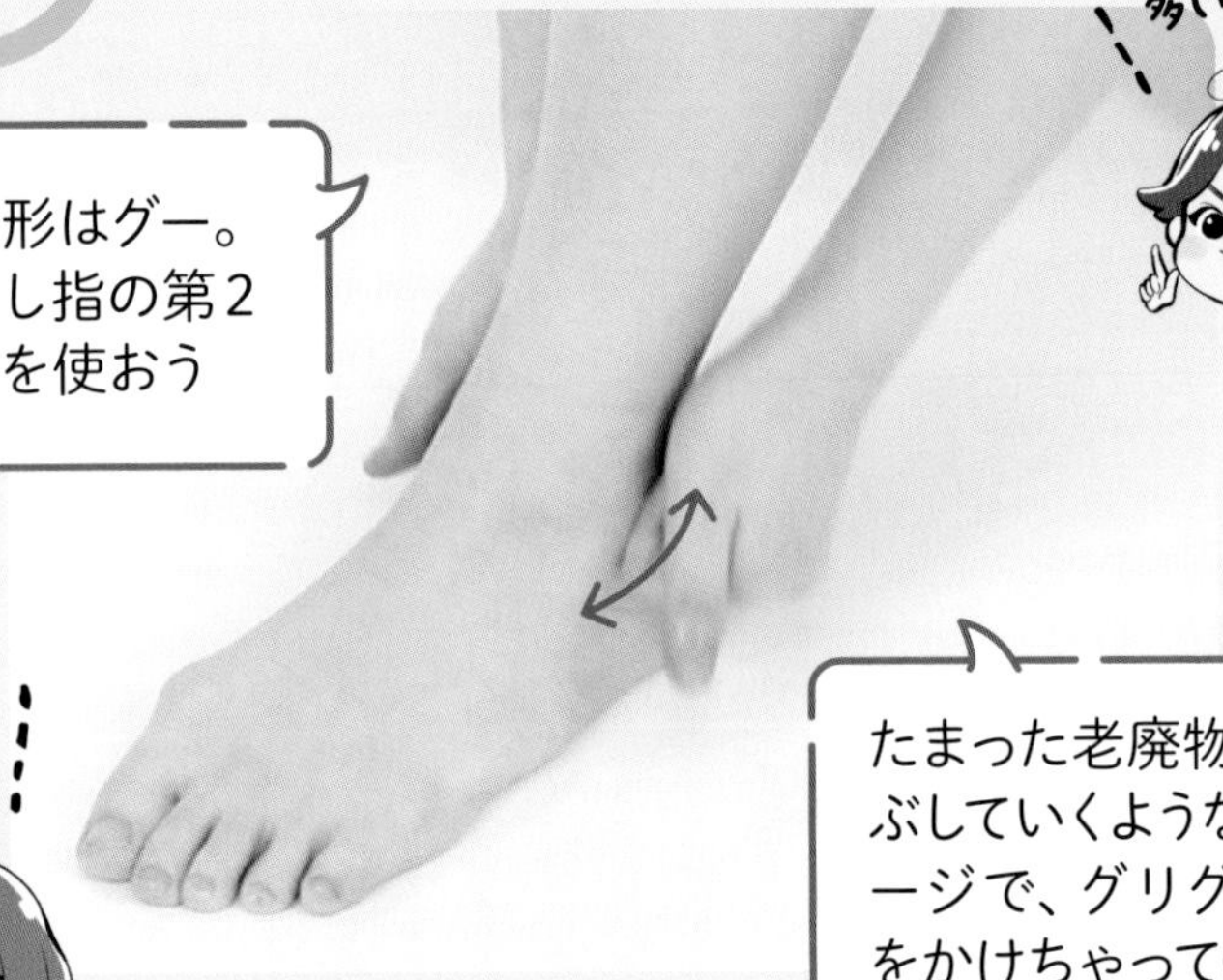

手の形はグー。
人差し指の第2
関節を使おう

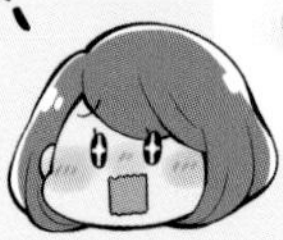
気持ち
いい～

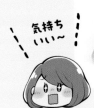

たまった老廃物をつ
ぶしていくようなイメ
ージで、グリグリ圧
をかけちゃってOK

④ すねの前側を流す

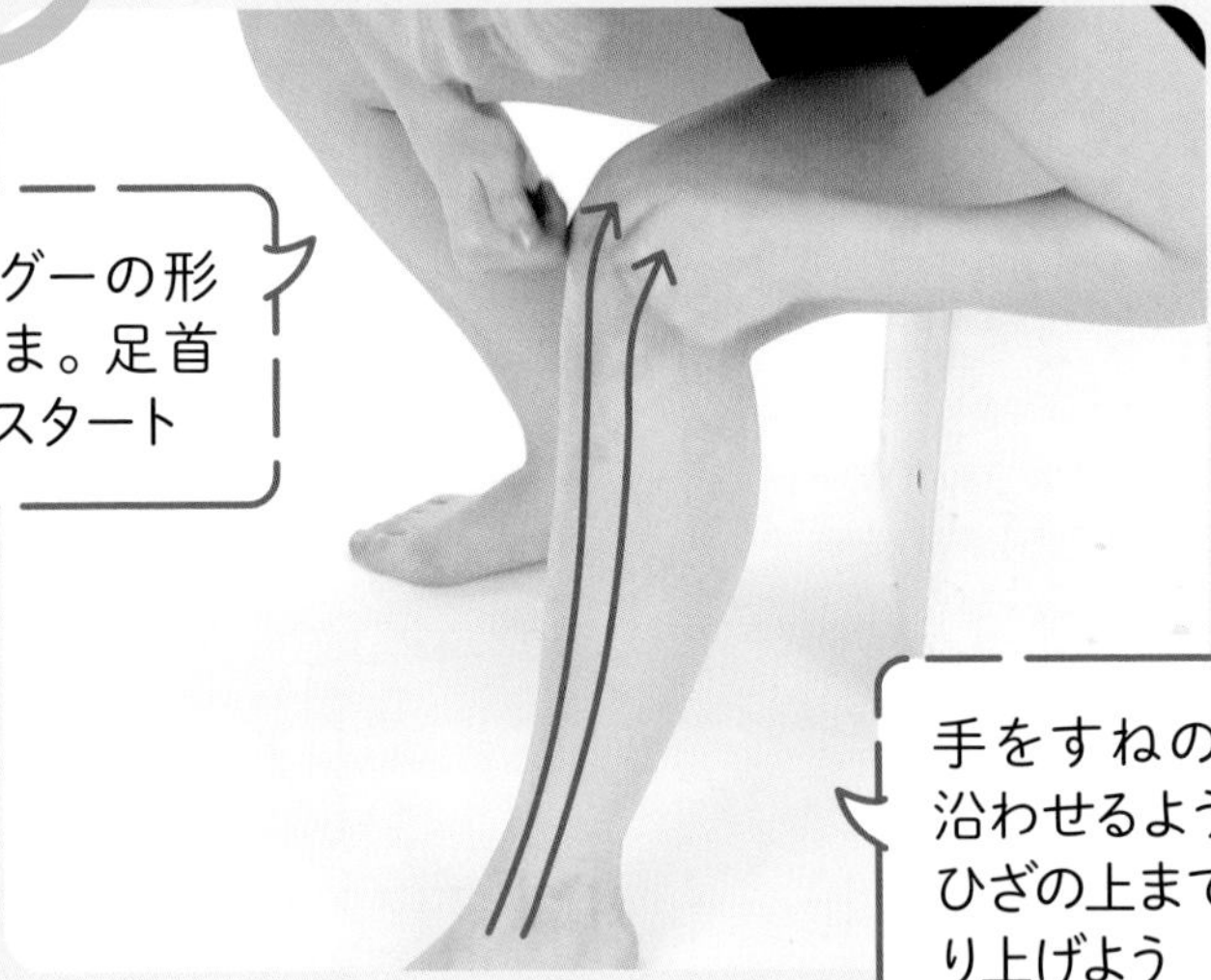

手はグーの形
のまま。足首
からスタート

手をすねの骨に
沿わせるように、
ひざの上までさす
り上げよう

やれば応えてくれるのがふくらはぎだよ

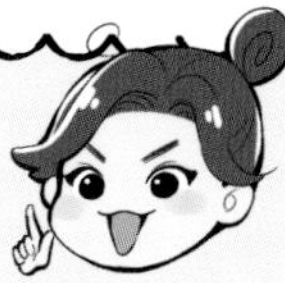

5 ふくらはぎを流す

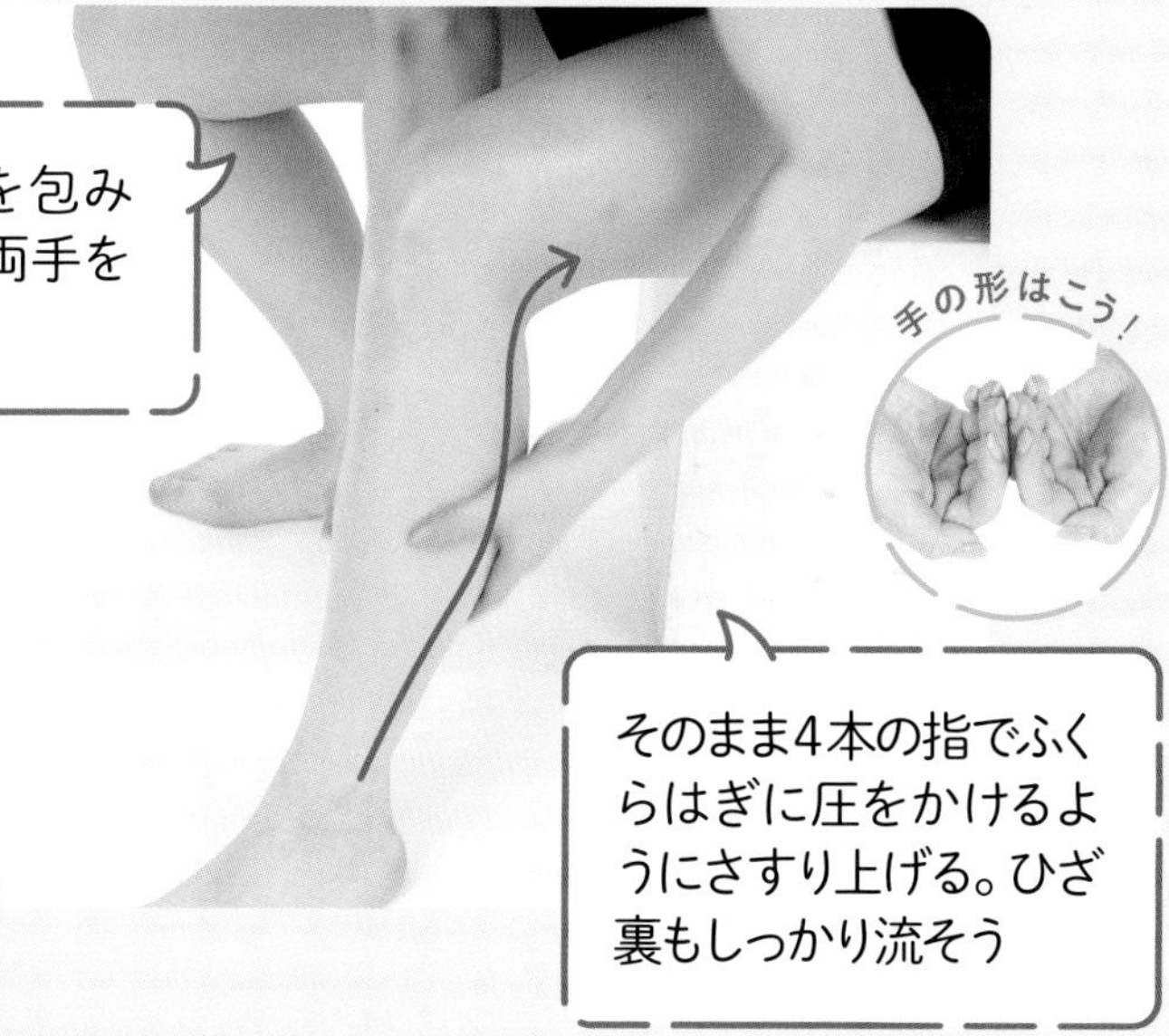

ふくらはぎを包み込むように両手を沿えて
手の形はこう！
そのまま4本の指でふくらはぎに圧をかけるようにさすり上げる。ひざ裏もしっかり流そう

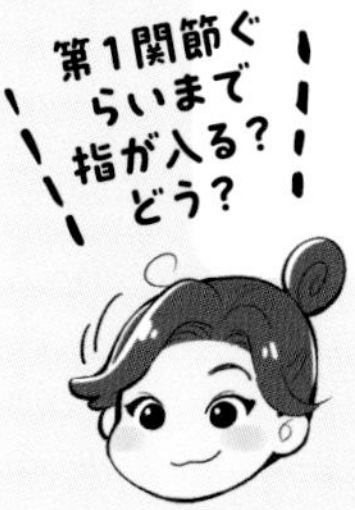

第1関節ぐらいまで指が入る？どう？

ひざから下のリンパはおもにひざ裏にあるリンパ節に集まるので、ふくらはぎのケアは足首からひざに向かって行うのが基本ルール。リンパ液をひざ裏に集めるようなイメージで行います。

ケアの仕上げには、ひざ裏に親指以外の4本指をグッと差し込んでリンパ節を流しましょう（手順5）。ちなみにリンパが詰まっていなければ、手の指の第1関節くらいまでがスッと入るはず。痛ければ無理をしないように。

ふくらはぎのリンパケアは椅子に座ったまま行いましょう。もし、やりにくい場合は床に座って行ってもOKです。

部分やせ 2

太もも

全方位ケアすれば、太もものすき間ができる！

流す順番はとっても大事！

リンパケアの手順 両方の脚で行います

1. ひざのまわりをほぐす 動画0:00〜
2. 太ももの前側を流す 動画0:12〜
3. 太ももの外側を流す 動画0:24〜
4. 太ももの内側を流す 動画0:31〜
5. 太もも裏を流す 動画0:37〜

太もものリンパケアは脚の付け根（鼠径部）にあるリンパ節がカギ。ここが詰まっていると脚全体のむくみにつながります。とくにデスクワークなどで長時間座りっぱなしの場合、すでに詰まりやすくなっているので要注意！

神業リンパでは、最初にひざ周辺のリンパを流します。これはひざ裏にあるリンパ節も開放し、効率的にリンパを流すためです。グーの手でグリグリ圧をかけ、イタ気持ちいいを目指してくださいね。

最初に動画をCheck!

1 ひざのまわりをほぐす

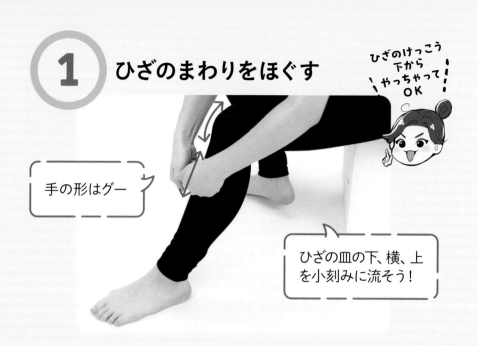

ひざのけっこう
下から
やっちゃって
OK

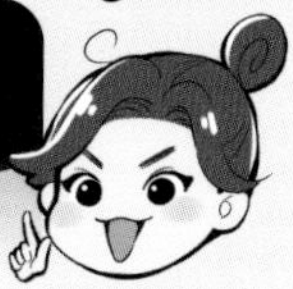

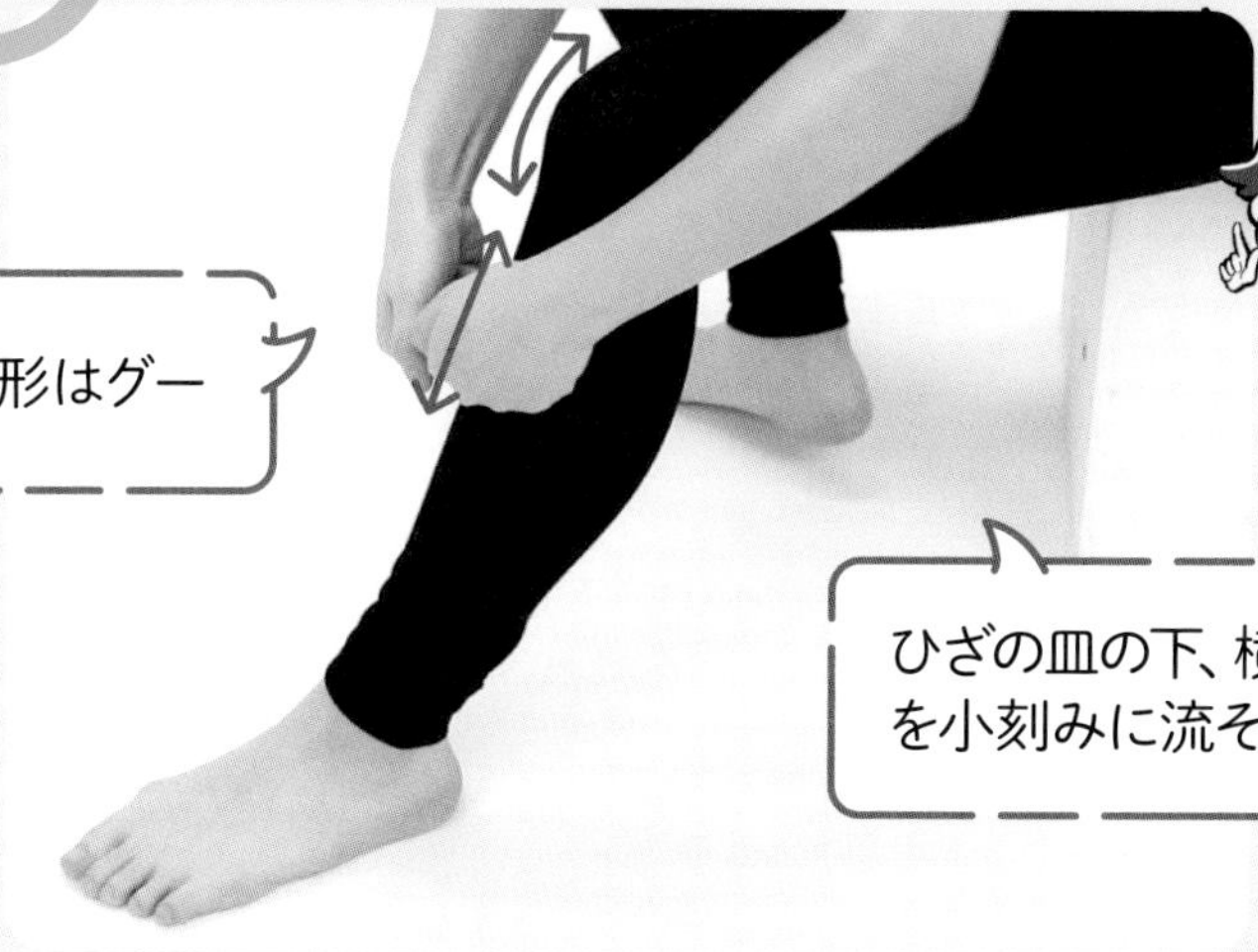

手の形はグー

ひざの皿の下、横、上
を小刻みに流そう！

2 太ももの前側を流す

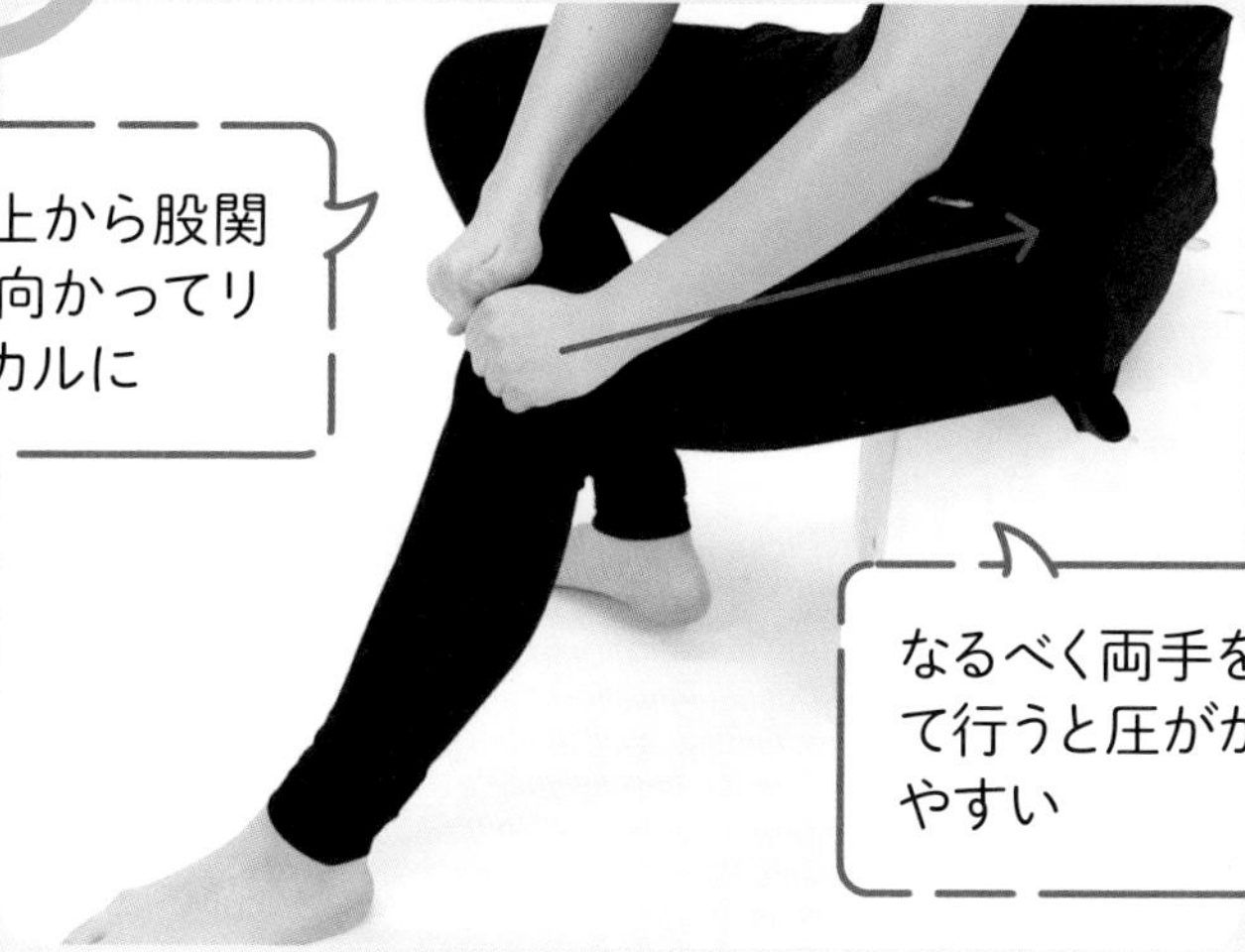

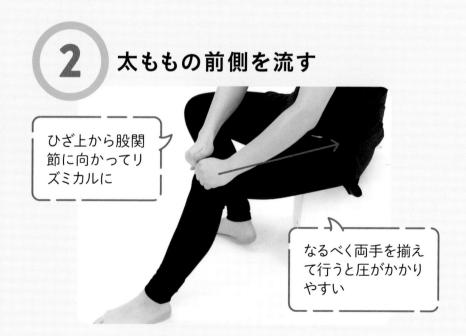

ひざ上から股関
節に向かってリ
ズミカルに

なるべく両手を揃え
て行うと圧がかかり
やすい

3 太ももの外側を流す

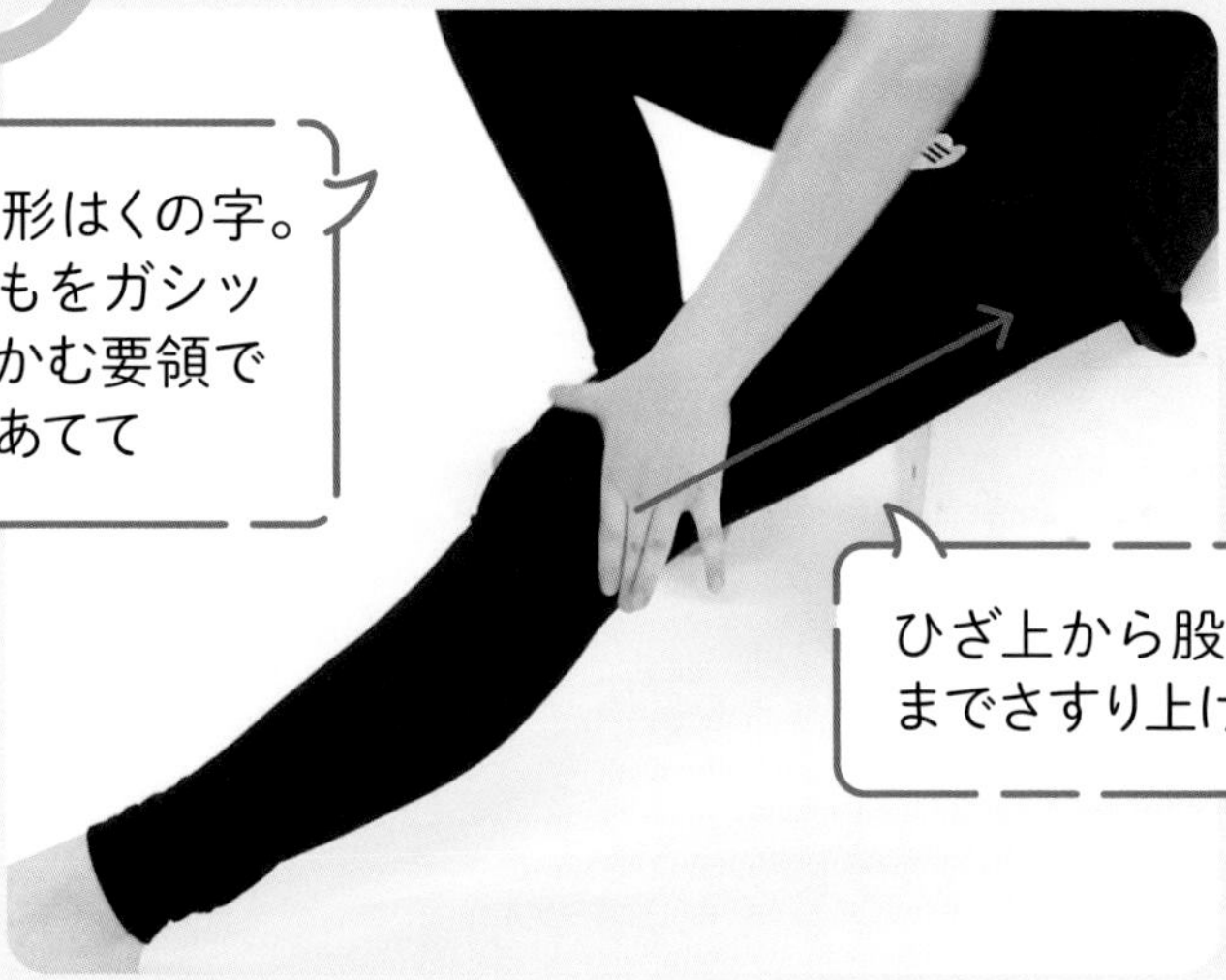

手の形はくの字。
太ももをガシッ
とつかむ要領で
手をあてて

ひざ上から股関節
までさすり上げよう

4 太ももの内側を流す

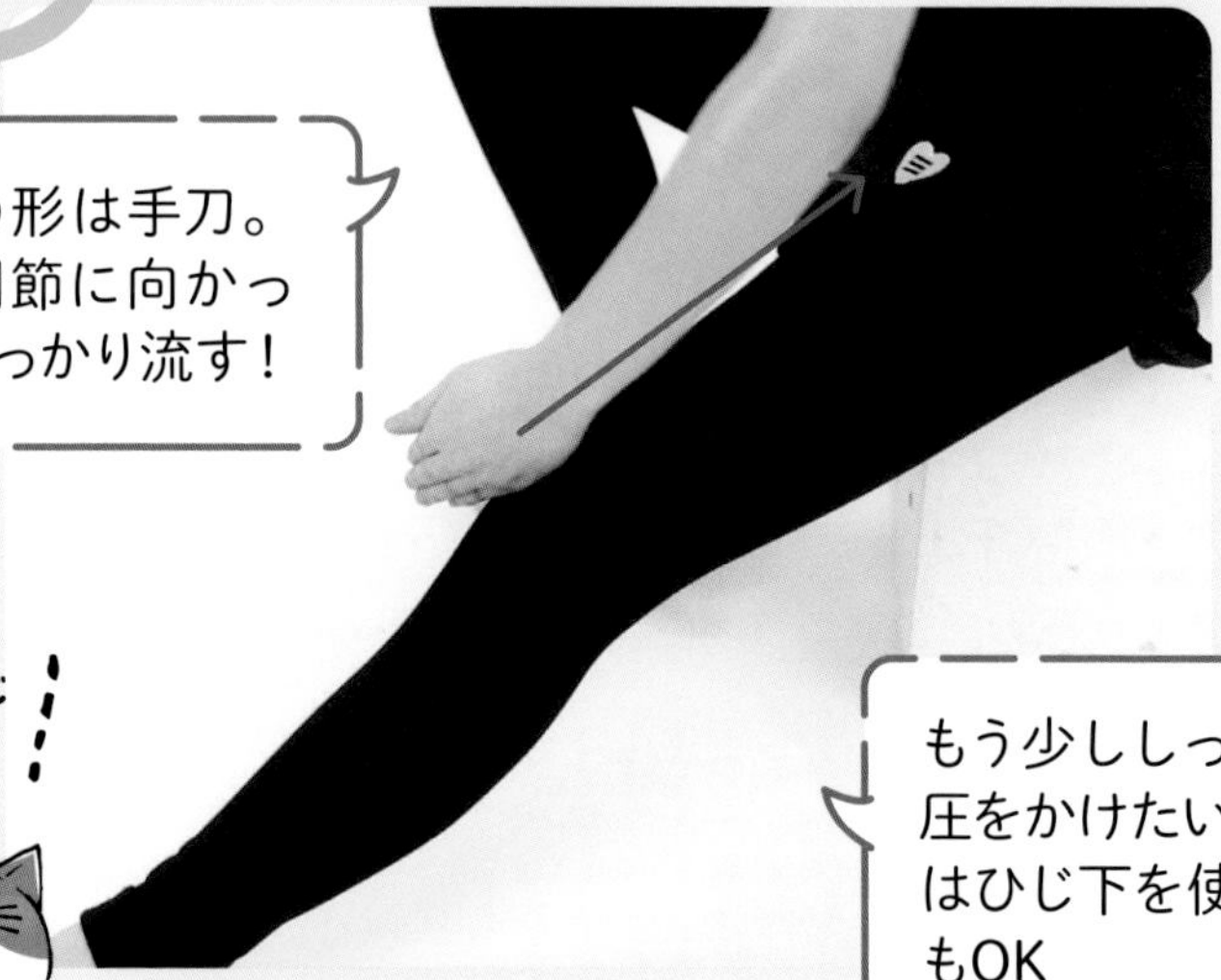

手の形は手刀。
股関節に向かっ
てしっかり流す！

もう少ししっかり
圧をかけたい場合
はひじ下を使って
もOK

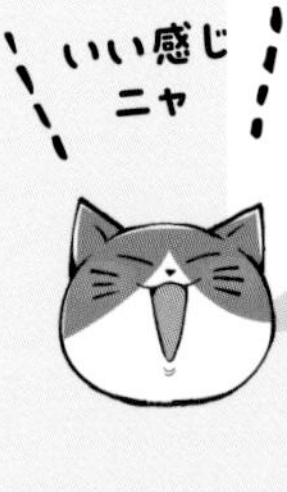

圧をかける＝強く押すわけじゃないよ

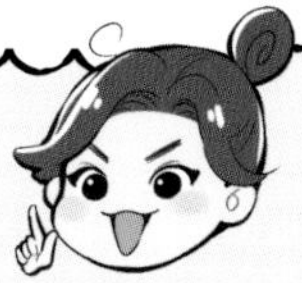

5 太もも裏を流す

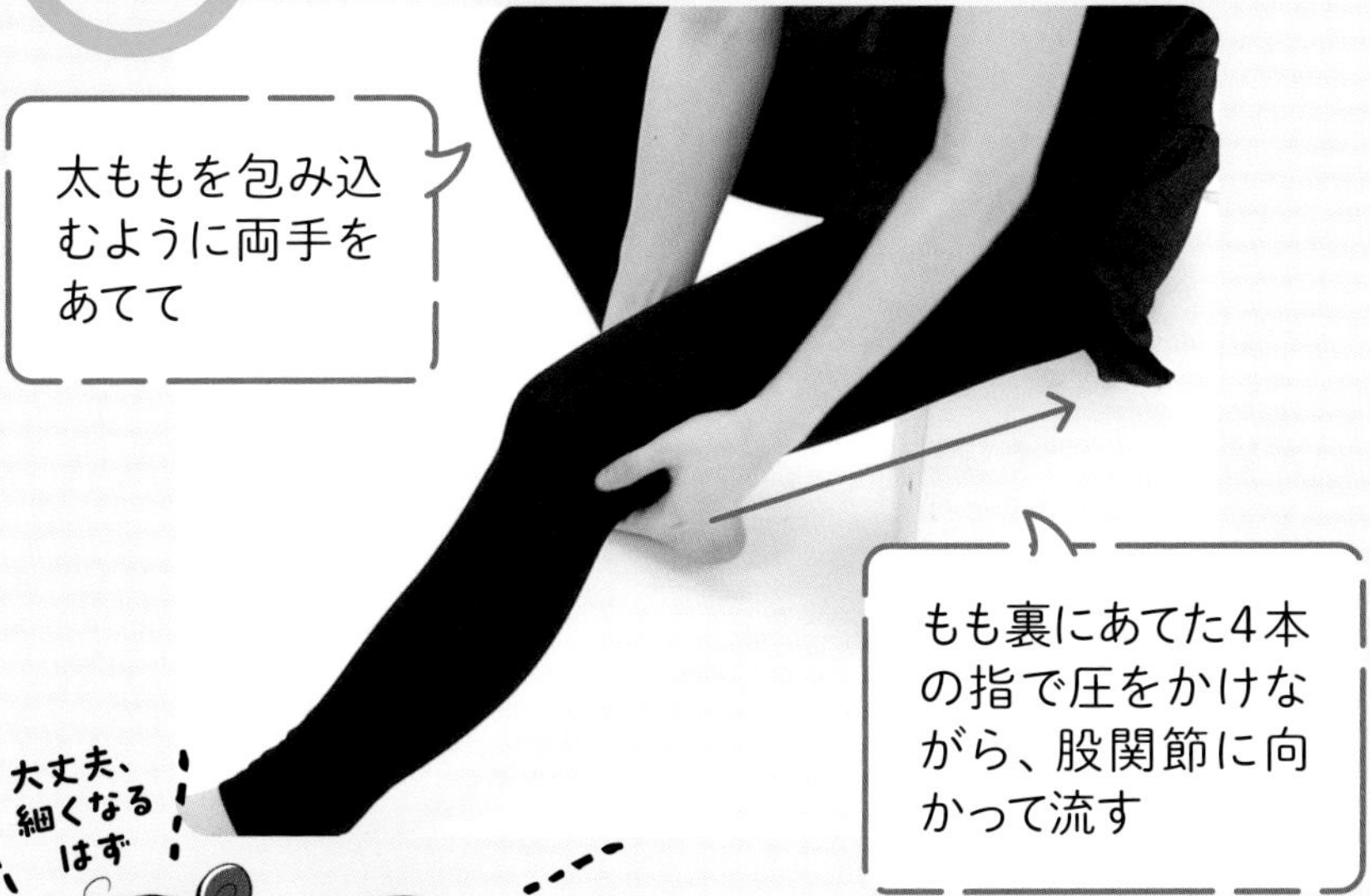
太ももを包み込むように両手をあてて
もも裏にあてた4本の指で圧をかけながら、股関節に向かって流す

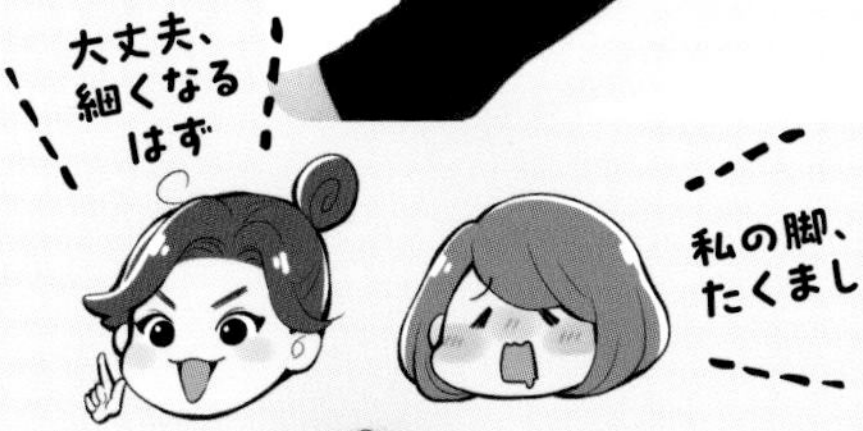
大丈夫、細くなるはず
私の脚、たくましい～

太もものリンパはひざ下から鼠径部に向かって流します。なるべく面の状態になるように手を上手に使い、すり上げるように圧をかけましょう。

手順④の動きが手刀だとやりにくい場合は（座面が高い椅子だとやりにくい場合があるのです）、上体をさらに倒し、ひじ下小指側の全面を使うとやりやすいです。

good!

皮膚がポカポカするのはよいサイン

リンパケアを行うと皮膚が赤みを帯びたり、温かくなったりすることがあります。それは血行がよくなっている証拠。リンパケアが効きやすくなっているよいサインです。

Special
ケア

足裏

リンパ管密集エリアを狙い打ち！ 疲労もオフ

ふくらはぎや太もものように「細くしたい！」という場所ではありませんが、ぜひ行いたいのが足裏のリンパケアです。

足裏にはリンパ管が密集していて、じつはさするだけでもリンパの流れを促すことができる効率的なポイント。いちばん下で体を支えてくれる部位だけあって、下半身全体のリンパの流れを整えてくれます。またシンプルにやると気持ちいいですし、脚の疲労回復にもつながります。

流す順番はとっても大事！

リンパケアの手順 両方の脚で行います

1. 足指の間を流す 動画0:00〜

↓

2. 足裏全体を流す 動画0:10〜

↓

3. かかとに圧をかける 動画0:51〜

最初に動画を
Check!

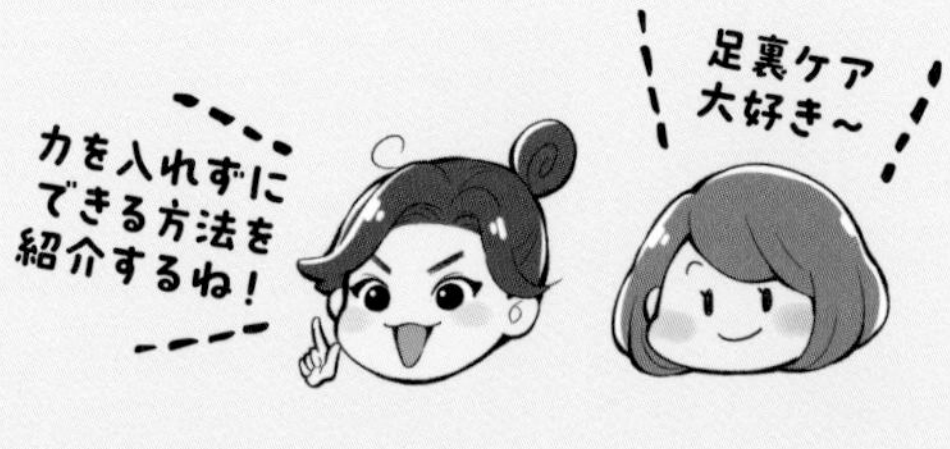

力を入れずに
できる方法を
紹介するね！
足裏ケア
大好き〜

1 足指の間を流す

指の付け根から
指先に向かって
リズミカルに

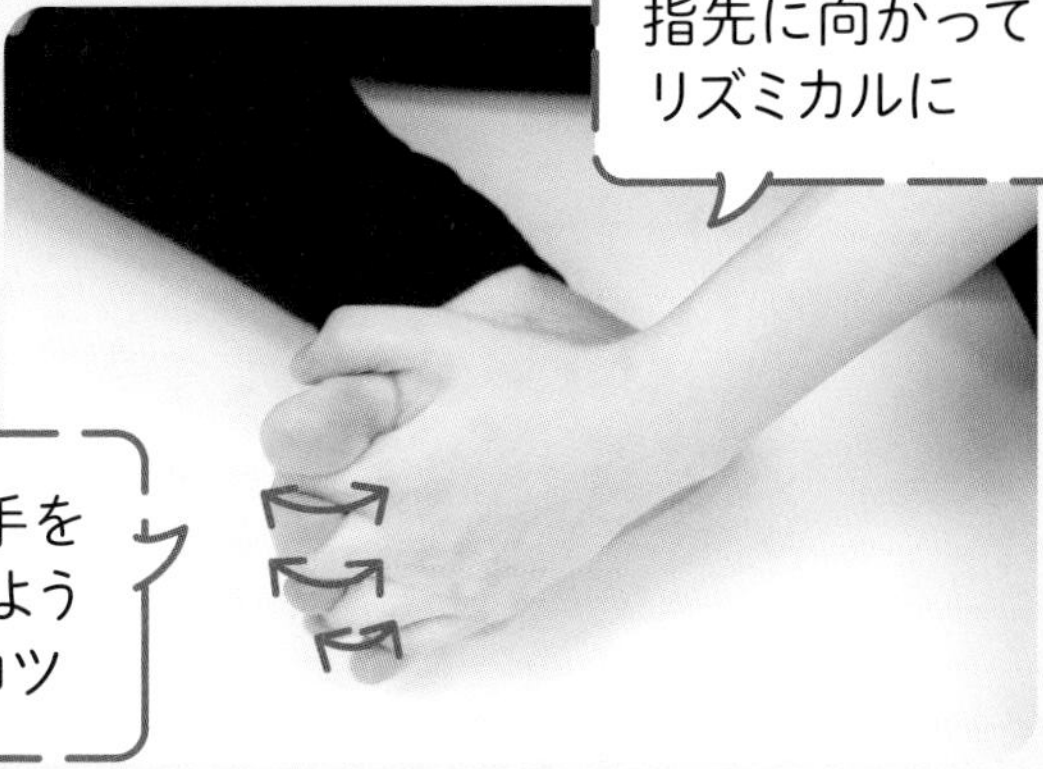

足の指の間に手を
すべり込ませるよう
に動かすのがコツ

2 足裏全体を流す

片方の手の親指を支柱にしてもう片方の手のひらを巻きつけるようにグーの形に。そのまま巻きつけた手をくるくる動かすと、力をかけずにしっかり圧がかかります。

手の形はこう！

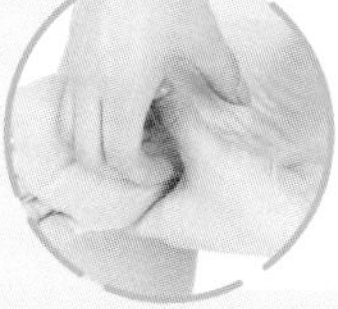

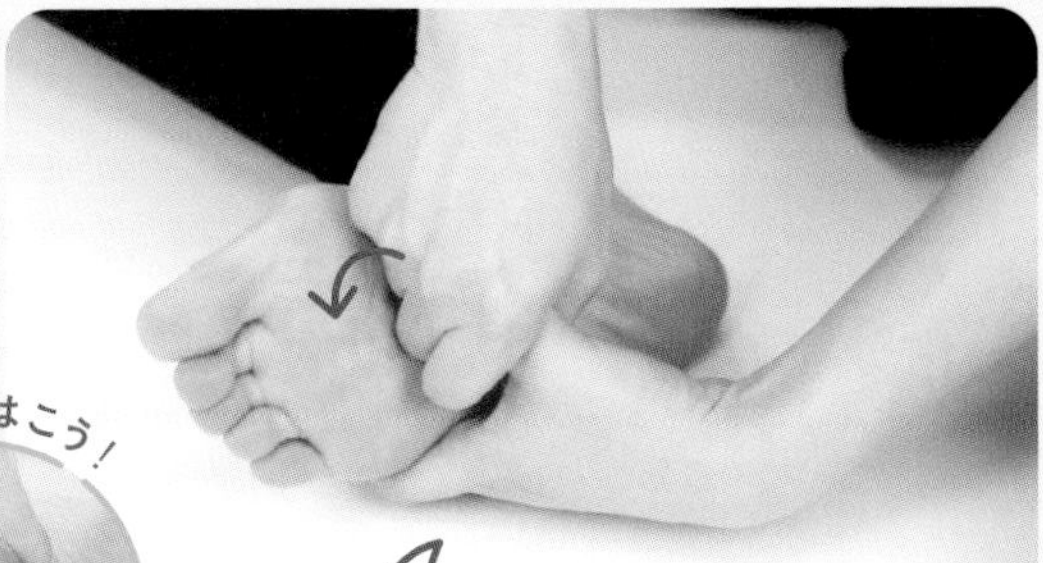

グーの手で足指のほうから
かかとに向かって、少しずつ
位置を動かすのがポイント

3 かかとに圧をかける

グーの手で小き
ざみにプッシュ
しよう

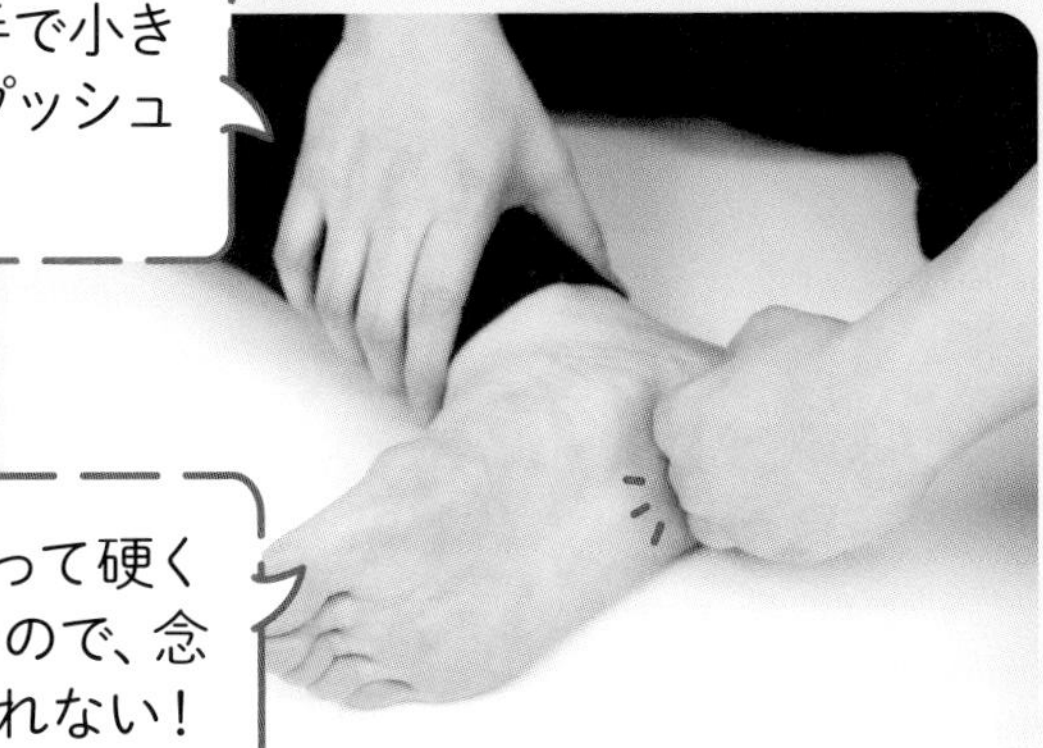

かかとは角質が溜まって硬く
なっていることが多いので、念
入りに押さないとほぐれない！

部分やせ 3

お尻

ヒップアップはもちろん、むくみも改善！

流す順番はとっても大事！

リンパケアの手順

1 腰まわりをほぐす
（MAP内でオレンジのライン） **動画0:00〜**

↓

2 仙骨のまわりを流す
（MAP内でピンクのライン） **動画0:13〜**

↓

3 お尻の外側を流す
（MAP内で青のライン） **動画0:22〜**

↓

4 もも裏からお尻に向かって流す
（MAP内で緑のライン） **動画0:30〜**

お尻のリンパケアMAP

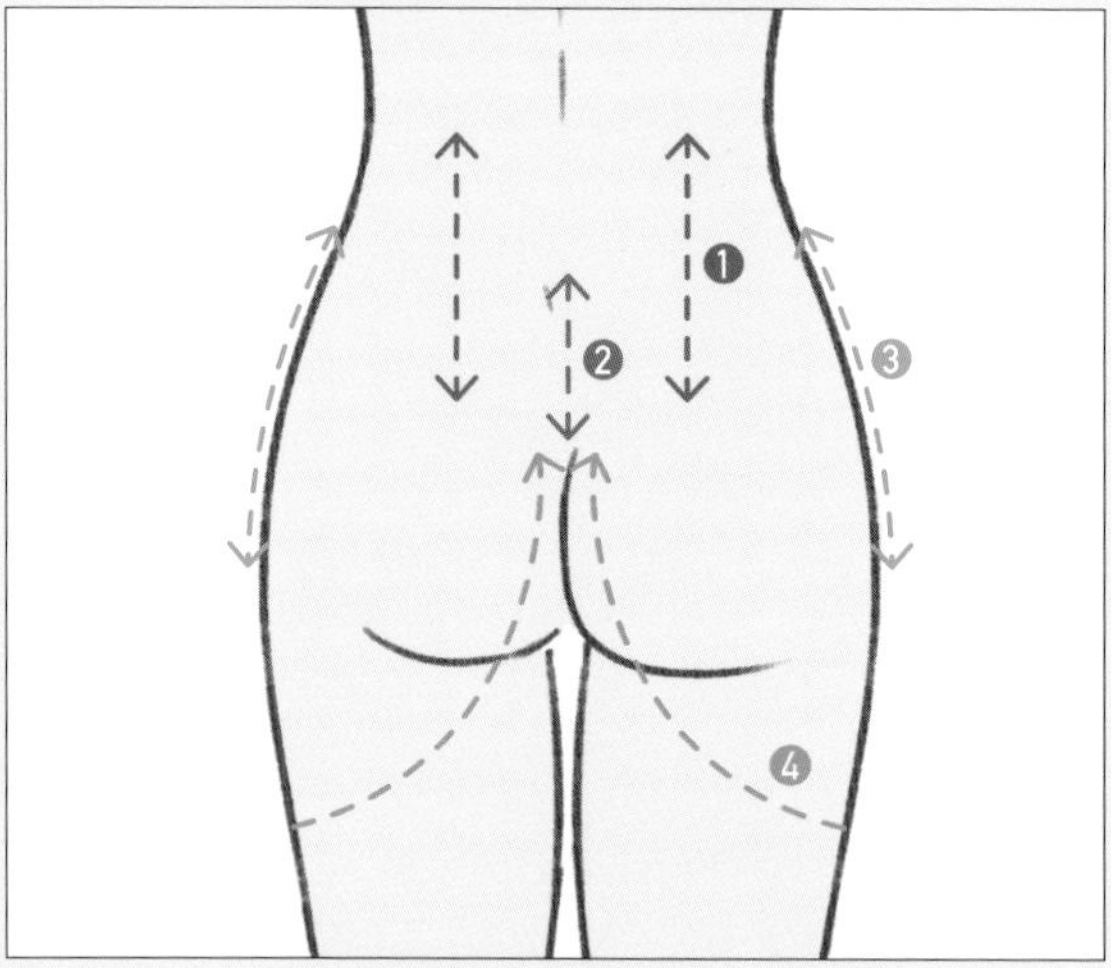

最初に動画を
Check!

ヒップアップや小尻効果を狙えるリンパケアです。

お尻には脂肪も筋肉も多いので、ほかの部位よりさらにしっかり圧をかけるのがポイント。とくに太もも裏からお尻にかけての部分は、手のひらでつかむようにしながら少し持ち上げるようにして圧をかけていきましょう。

集めたリンパ液はさらに腰の周辺にあるリンパ管に集め、鎖骨へと送り出すイメージで。

1 腰まわりをほぐす

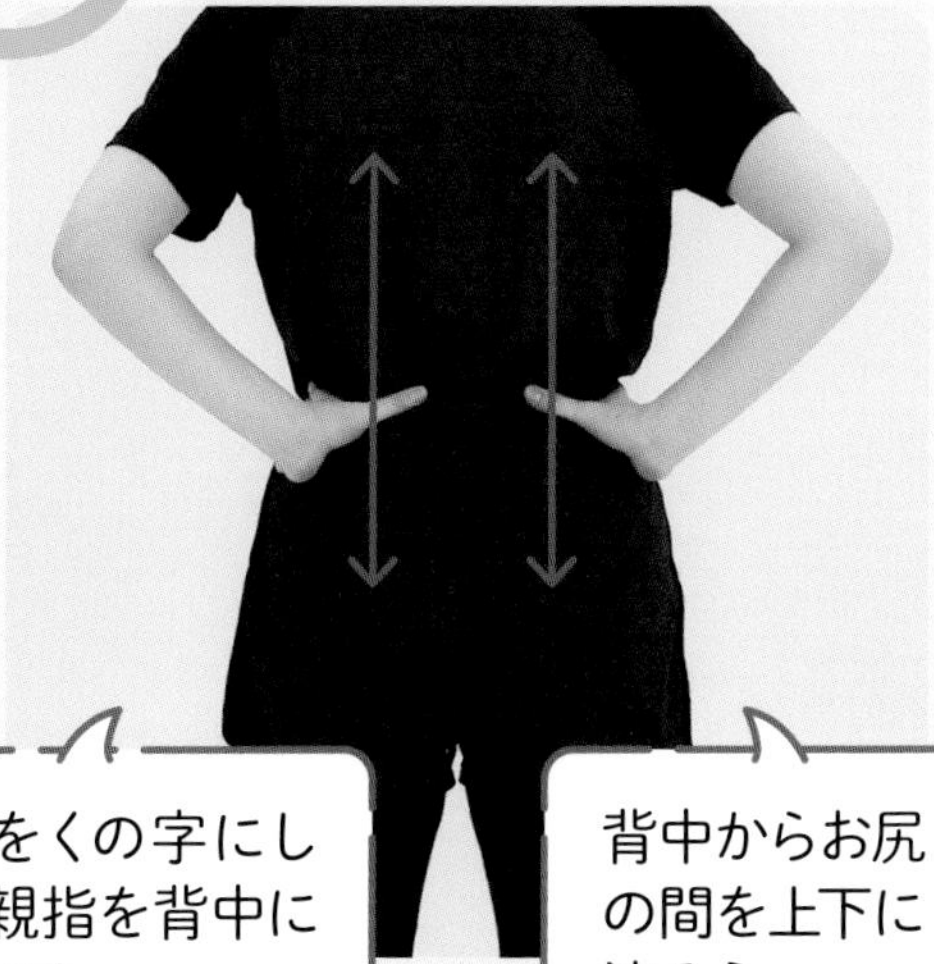

手をくの字にして親指を背中にあてる

背中からお尻の間を上下に流そう

2 仙骨《せんこつ》のまわりを流す

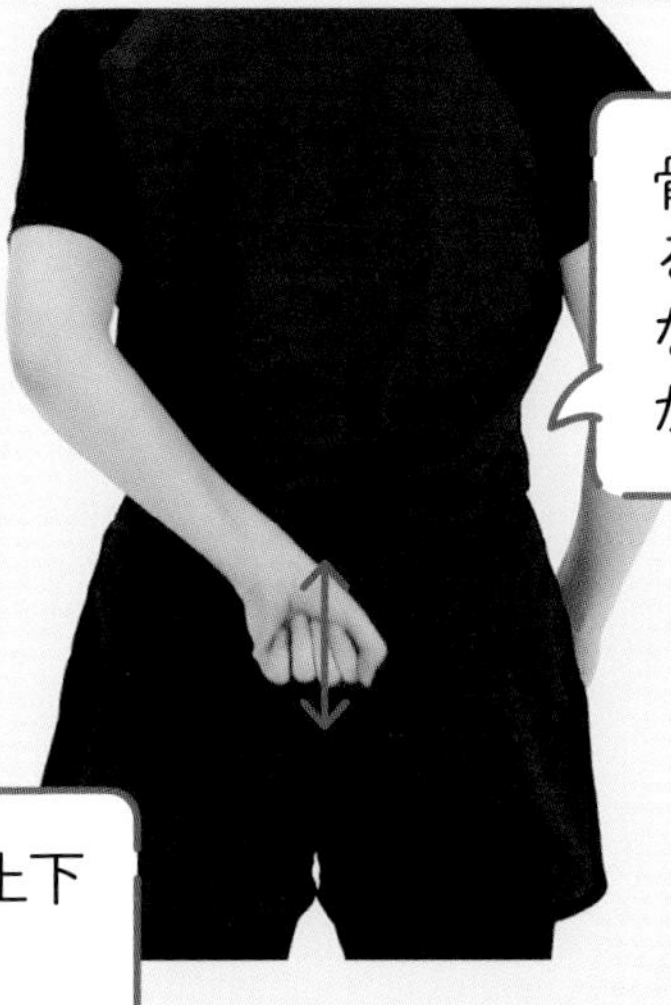

骨盤の真ん中にある、さわると平らになっているところが仙骨

「グー」の手で上下にさするように

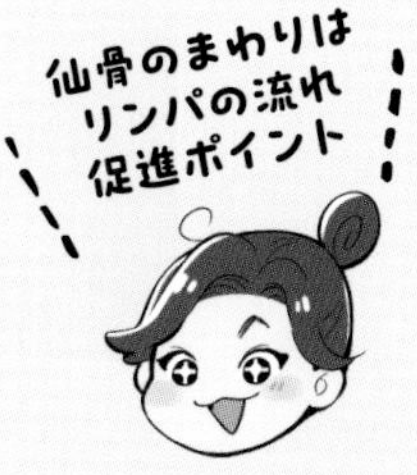
仙骨のまわりは
リンパの流れ
促進ポイント

3 お尻の外側を流す

手の形は
くの字

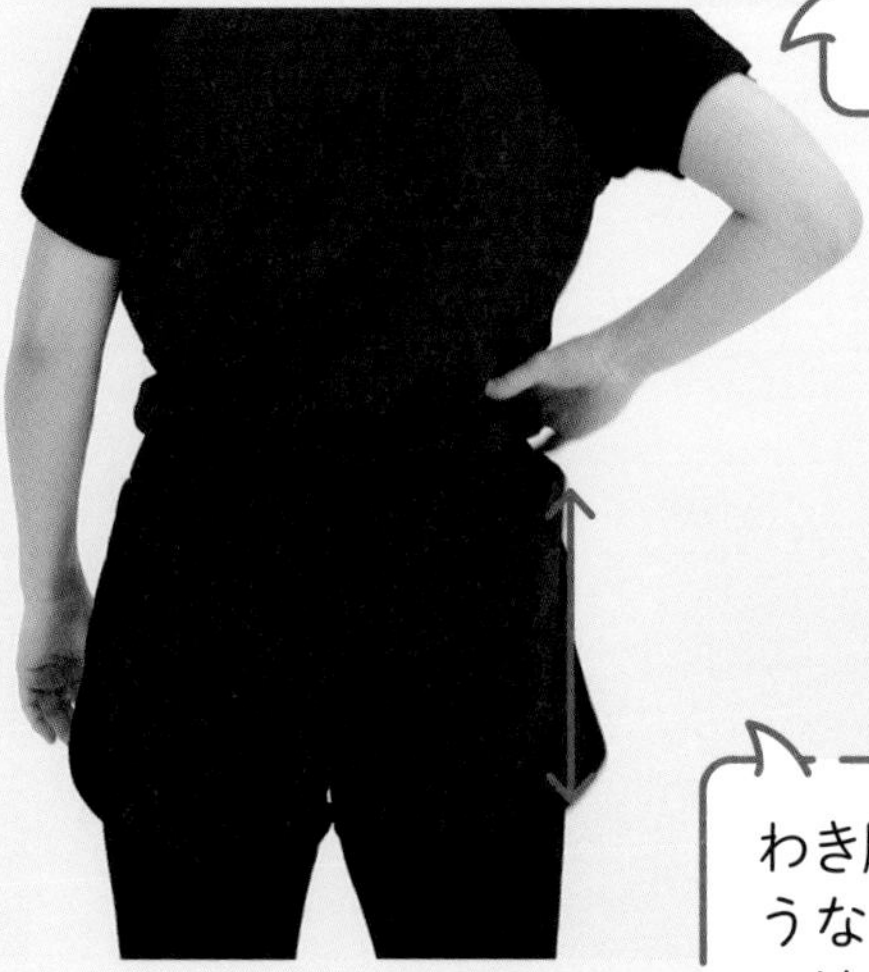

わき腹をさするような要領で上下に流そう

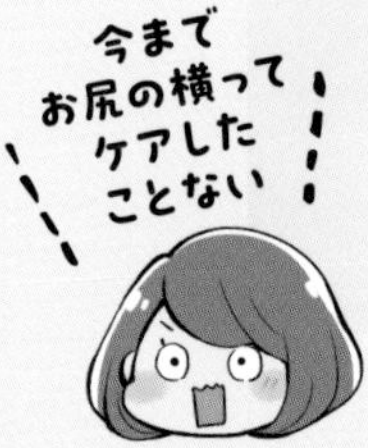
今まで
お尻の横って
ケアした
ことない

4 もも裏からお尻に向かって流す

ももの外側から内側、お尻へとムダな肉を全部引き上げるようなイメージで

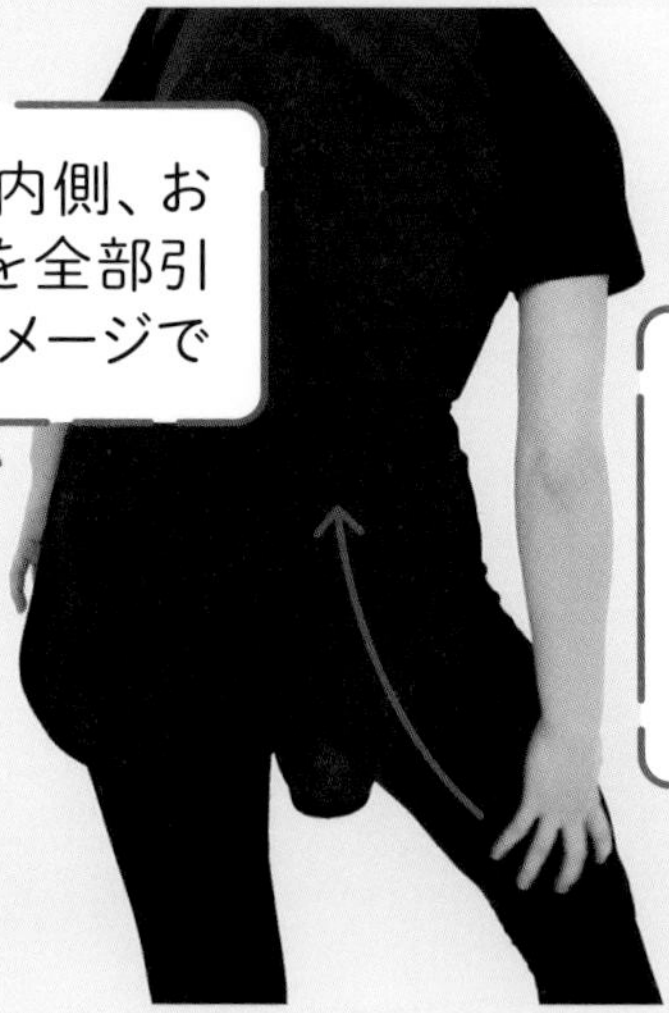

お尻と太ももの境目あたりで動きを止めず、お尻の上側までしっかり引き上げよう

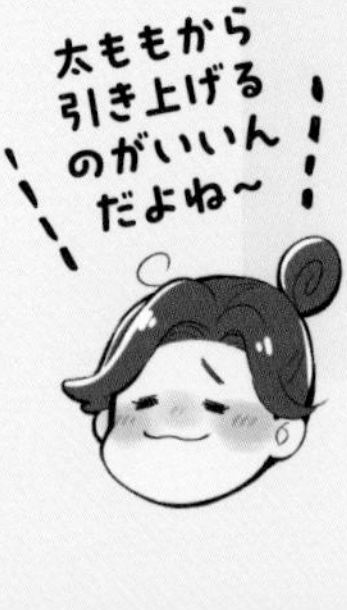
太ももから
引き上げる
のがいいん
だよね～

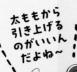

部分やせ 4

お腹

脂肪を撃退し、ペタンコお腹に！

流す順番はとっても大事！

リンパケアの手順

1. お腹の前側を流す
（MAP内でオレンジのライン） **動画0:00〜**

↓

2. お腹の外側を流す
（MAP内でピンクのライン） **動画0:11〜**

↓

3. 腰から鼠径部に向かって流す
（MAP内で青のライン） **動画0:24〜**

お腹のリンパケアMAP

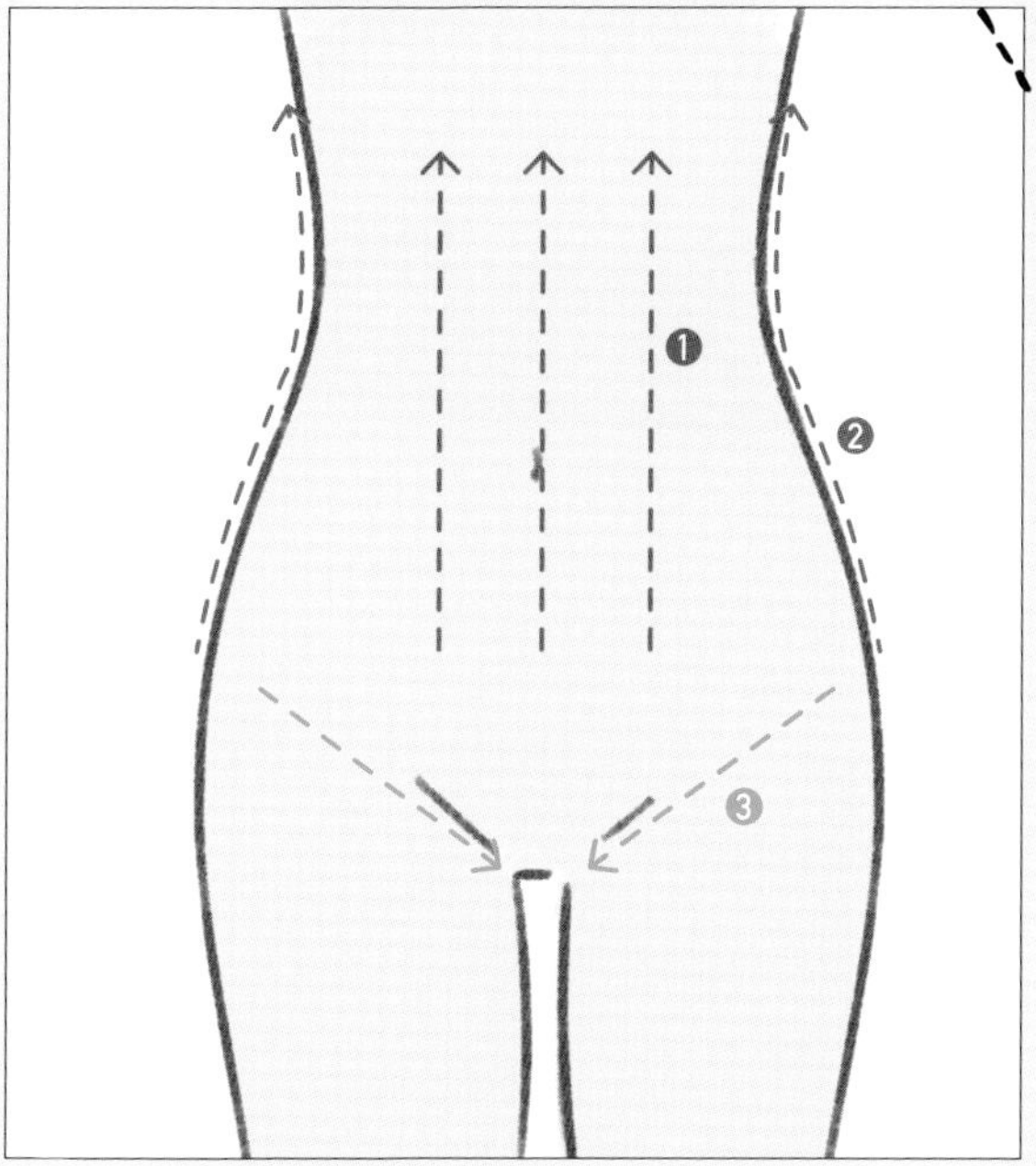
❶
❷
❸

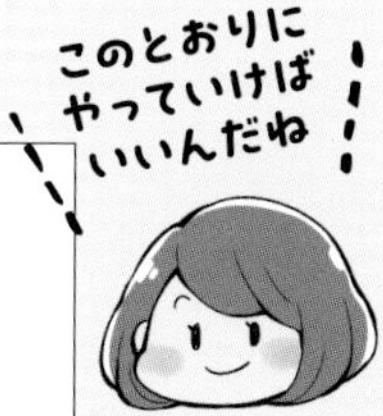
このとおりにやっていけばいいんだね！

最初に動画をCheck!

① お腹の前側を流す

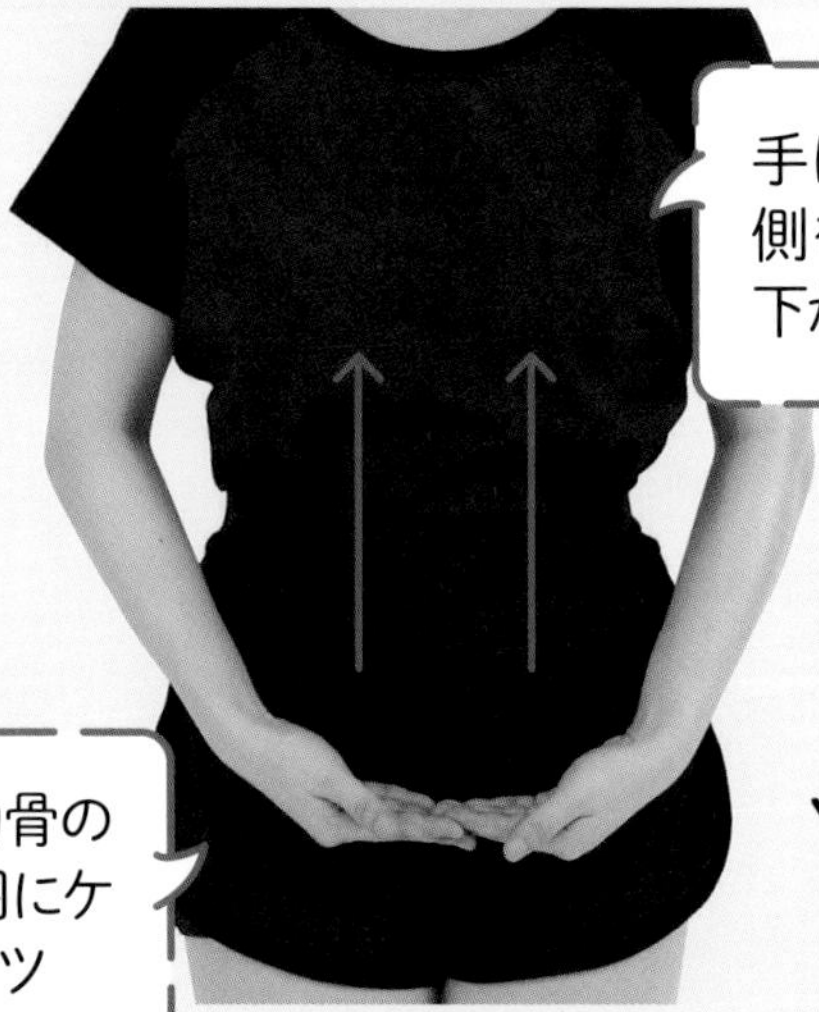
手は手刀の形。小指側を鼠径部にあてて、下から上にさする
鼠径部から肋骨の下まで広範囲にケアするのがコツ

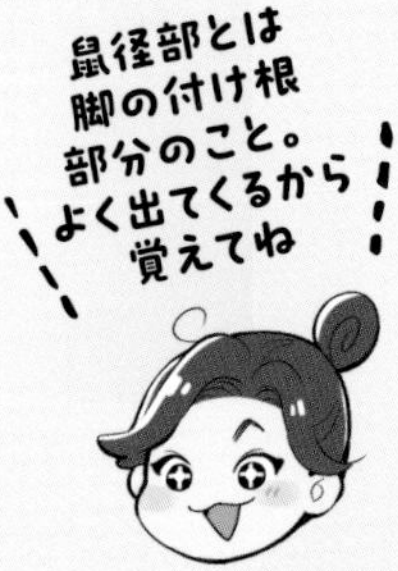
鼠径部とは脚の付け根部分のこと。よく出てくるから覚えてね

② お腹の外側を流す

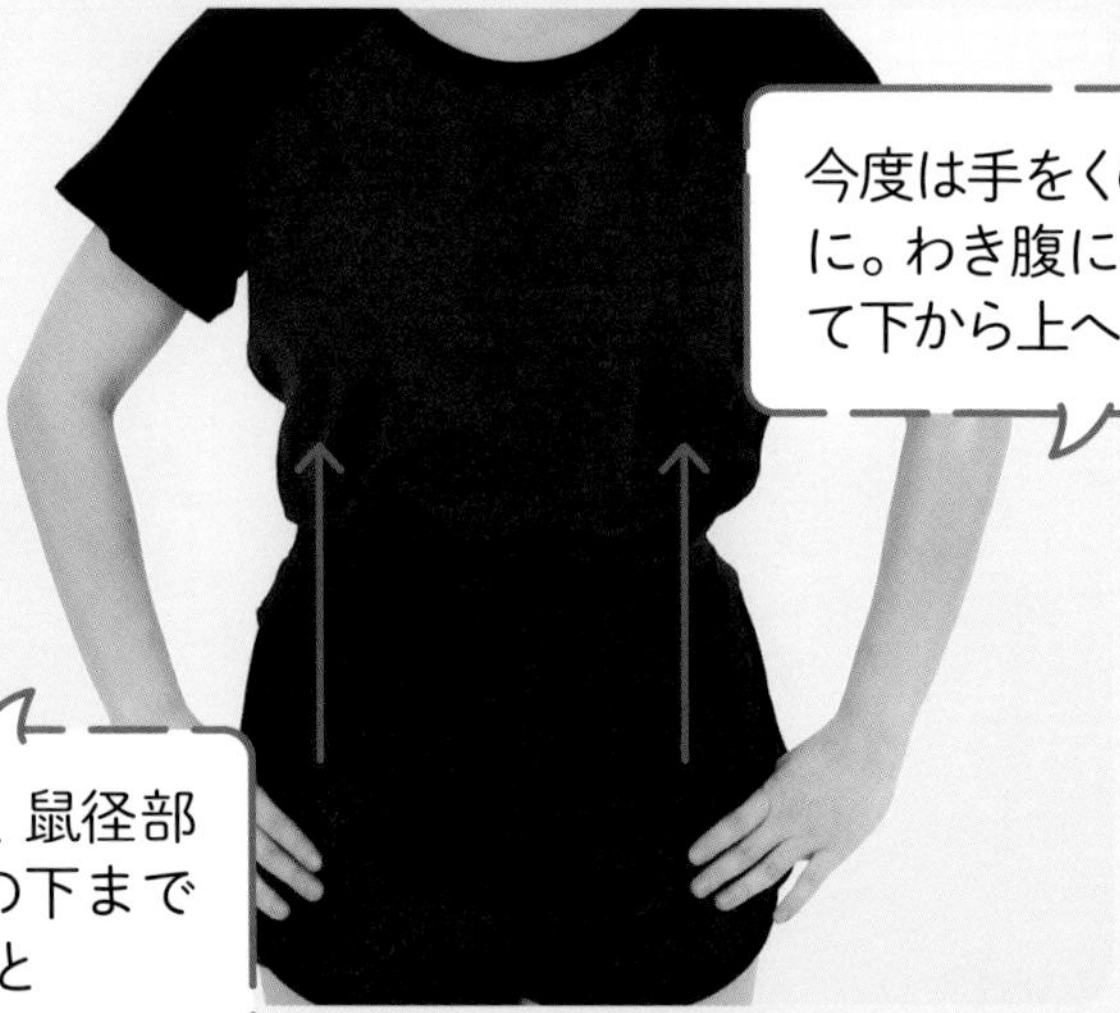
今度は手をくの字に。わき腹にあてて下から上へ
①と同じく、鼠径部から肋骨の下までケアすること

ぽっこりお腹はもんでもペタンコになりません！

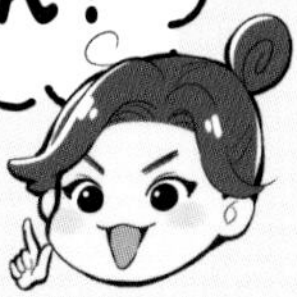

3 腰から鼠径部に向かって流す

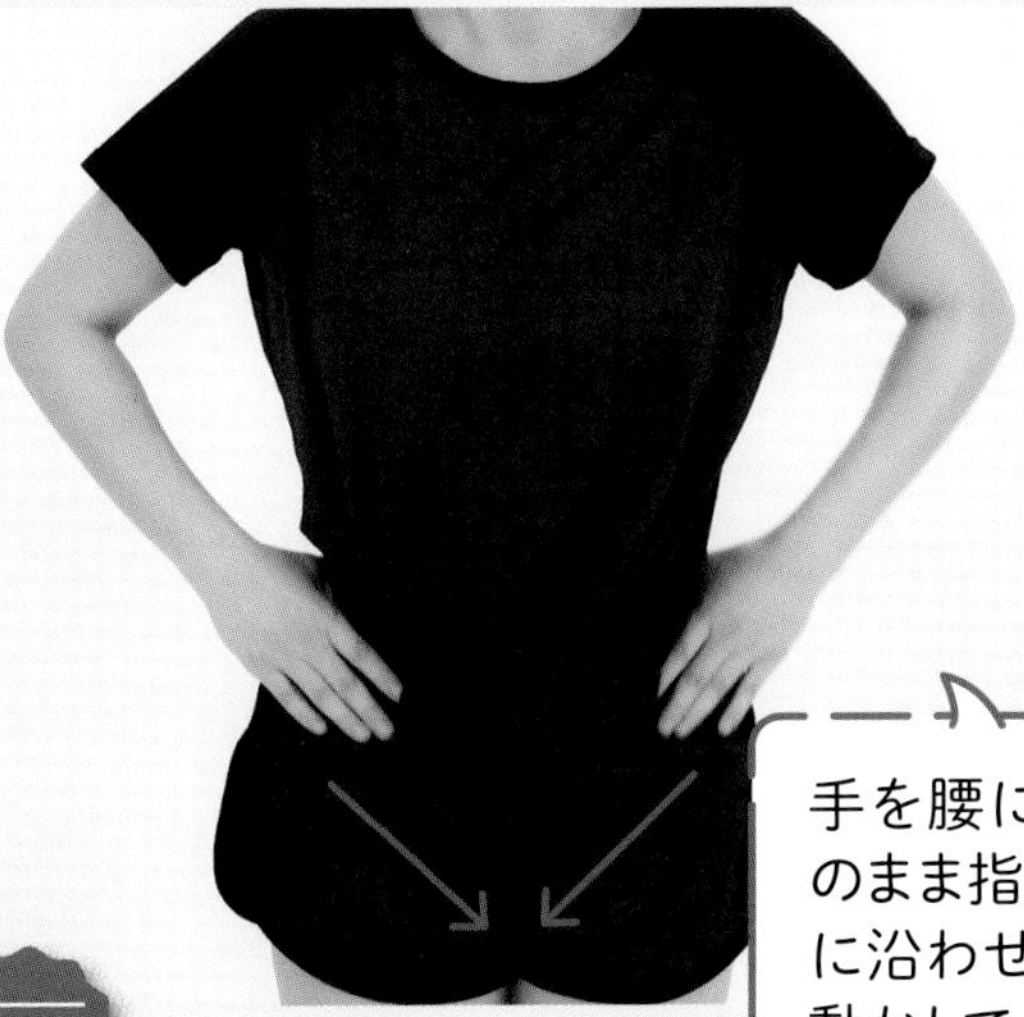

手を腰にあて、そのまま指を鼠径部に沿わせるように動かして

good!

木べらが使える！

お腹やせのためにすきま時間は鼠径部のリンパを流そう！ 木べらやしゃもじを使うと手軽。中心から外側に向かって位置をずらしながらプッシュ！

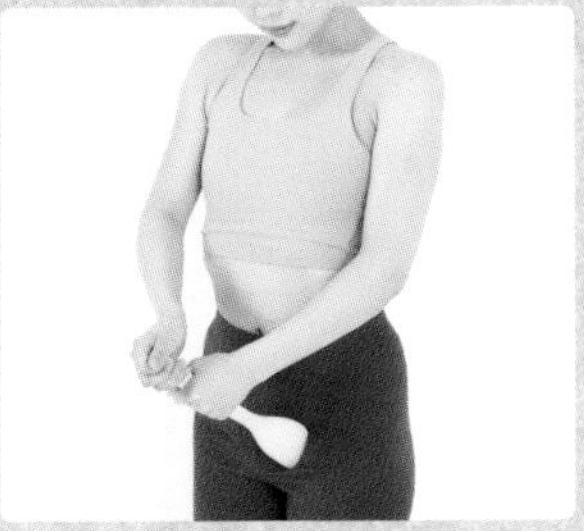

食べすぎたわけでもないのにお腹がぽっこりしているなら、お腹がむくんでいるのかも。ならば腰骨から鼠径部にあるリンパ管の密集地帯を狙ったリンパケアでお腹やせがおすすめ！

お腹は脂肪が溜まりやすい傾向がありますが、リンパの流れがよくなると余分な脂肪や老廃物も流してくれて一石二鳥です。

部分やせ 5

二の腕

気になるタプタプを解消、ほっそり腕になる！

流す順番はとっても大事！

リンパケアの手順 両方の腕で行います

1. 手の甲を流す　動画0:00〜
2. ひじ下を流す　動画0:11〜
3. 手のひらを流す　動画0:18〜
4. ひじ下の内側を流す　動画0:29〜
5. ひじ下の側面を流す　動画0:38〜
6. 二の腕の外側を流す　動画0:55〜
7. 二の腕の内側を流す　動画1:16〜
8. わきを押さえて、腕を後ろに回す　動画1:25〜

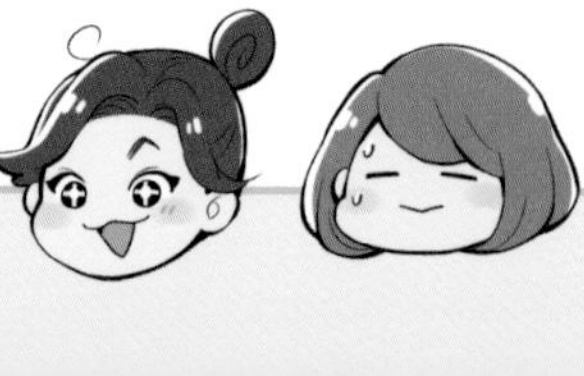
それぞれ数秒よ！
できる、できる！
なんか、いっぱい
やることあるんですけど…

最初に動画を
Check!

1 手の甲を流す

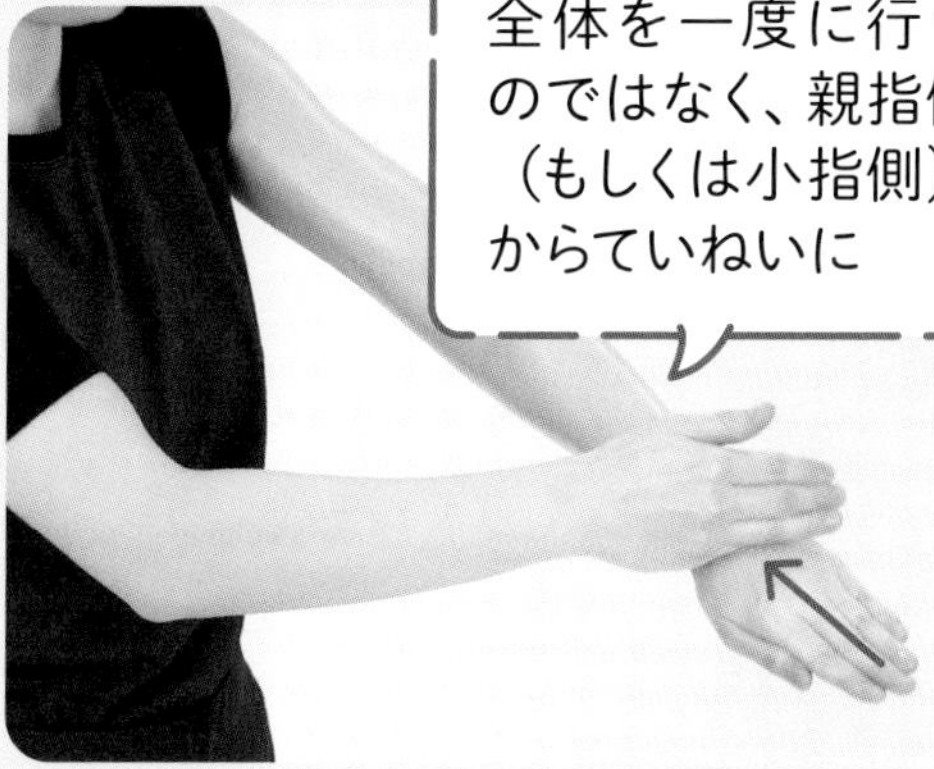

全体を一度に行うのではなく、親指側（もしくは小指側）からていねいに

手は手刀の形。指先から手首に向かって動かす

2 ひじ下を流す

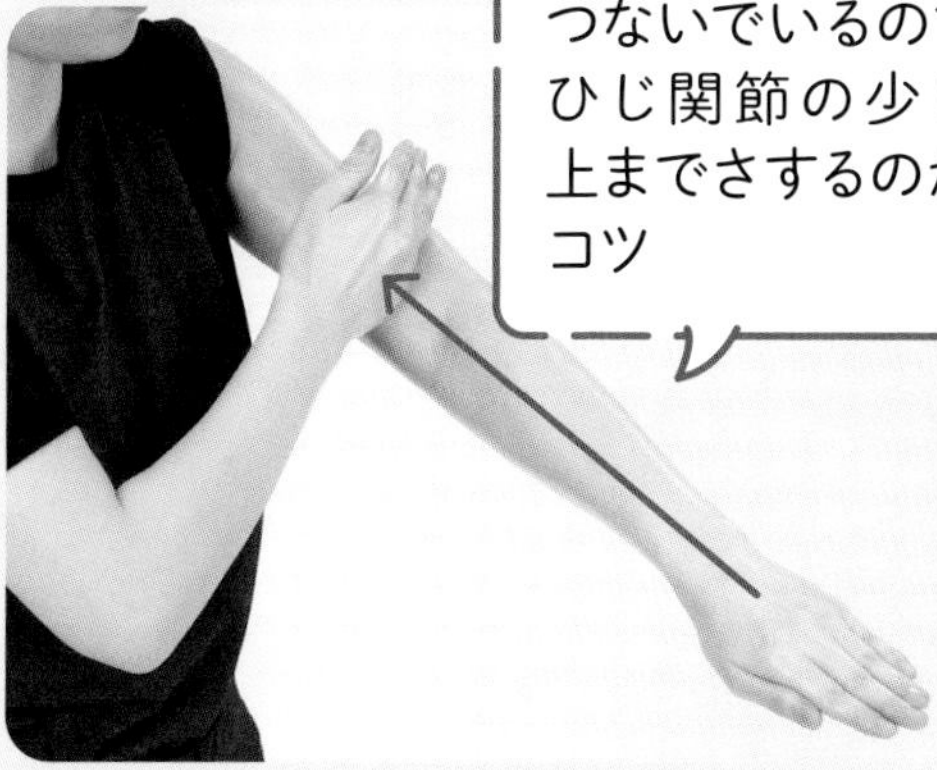

筋肉は骨と骨をつないでいるので、ひじ関節の少し上までさするのがコツ

手首からひじに向かって手を動かして

3 手のひらを流す

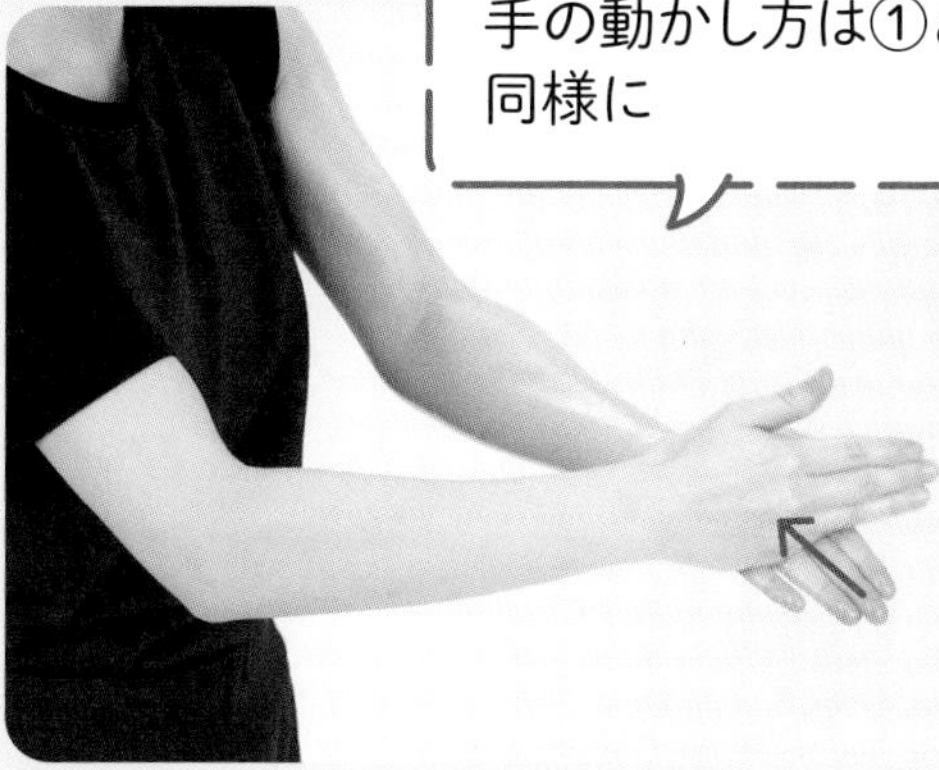

手の動かし方は①と同様に

一般的なリンパマッサージでは手のひらまでケアしないはず。ここまでケアするのが神業リンパです

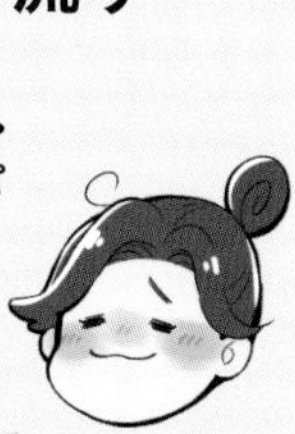

4

ひじ下の内側を流す

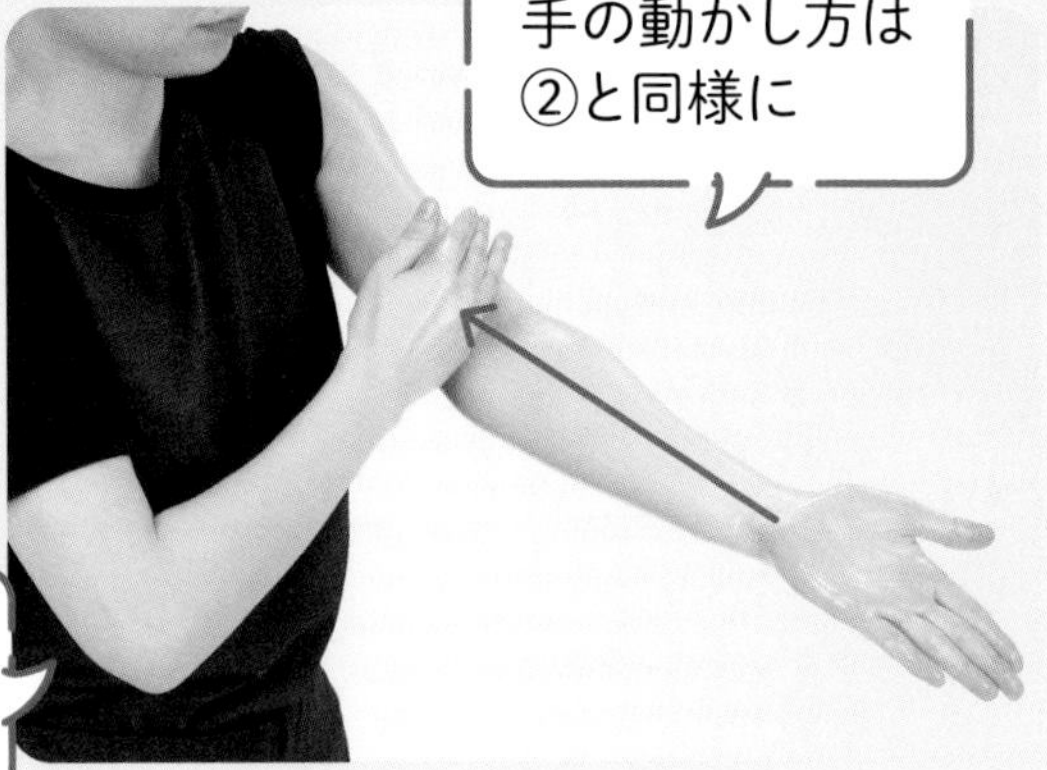

手の動かし方は②と同様に

手首からひじ関節の上までしっかり

5

ひじ下の側面を流す

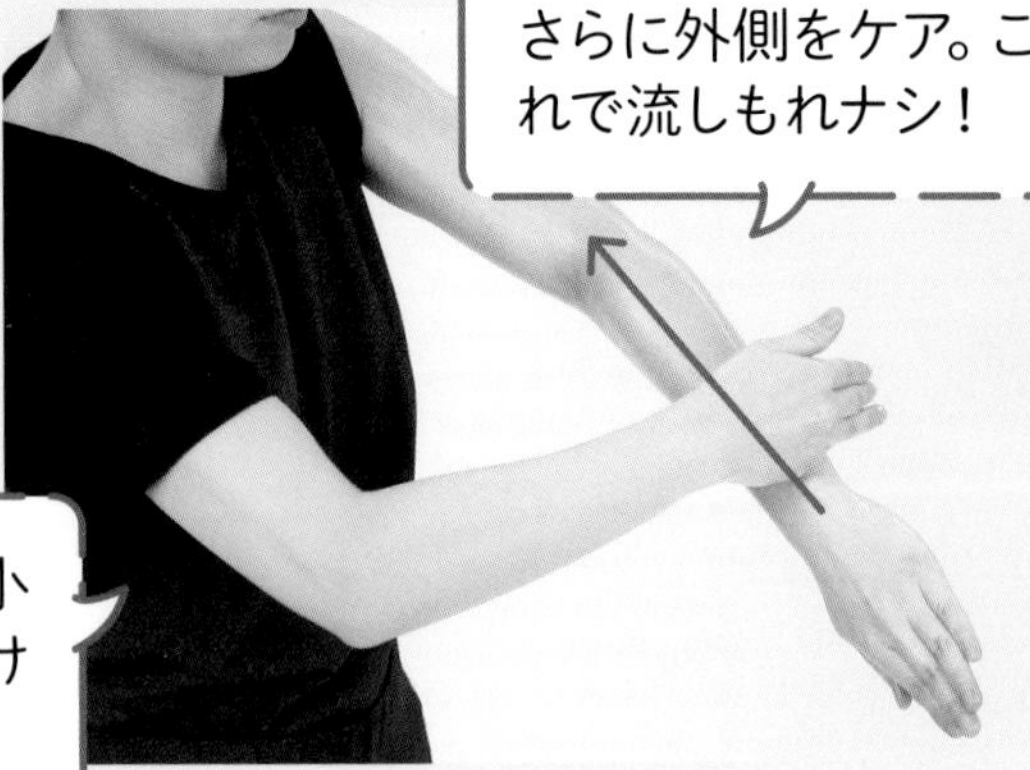

②で行った場所よりさらに外側をケア。これで流しもれナシ！

流すほうの腕の小指を少し上に向けるとやりやすい

6

二の腕の外側を流す

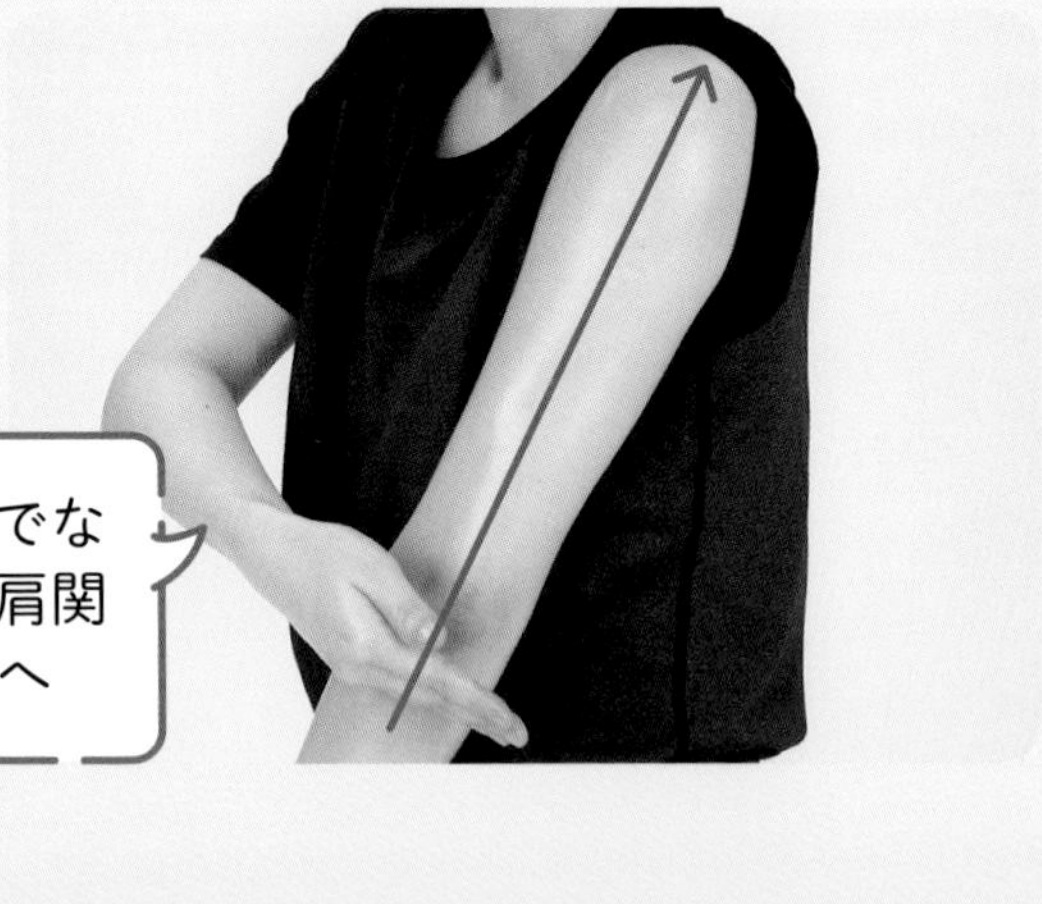

タプタプの部分だけでなく、ひじ関節の下から肩関節の上まで、骨から骨へ

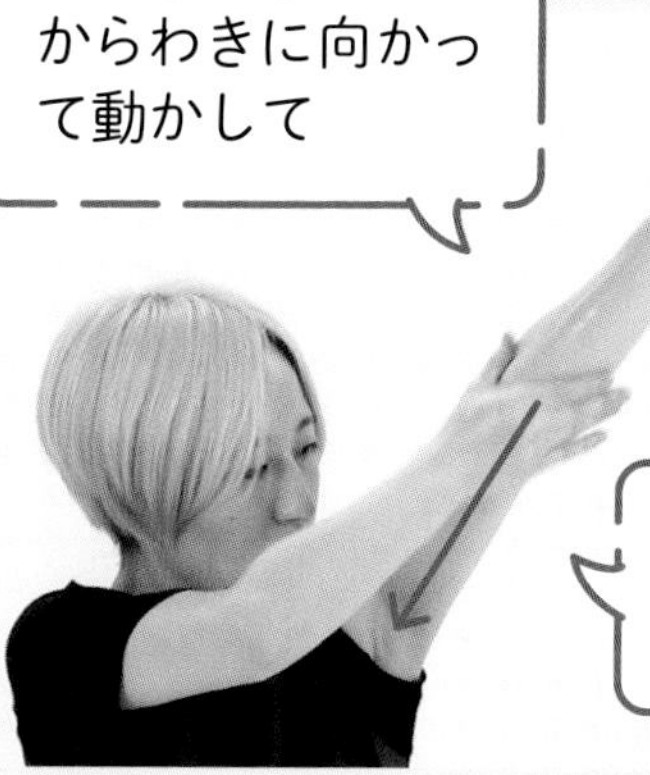
くの字の手でひじからわきに向かって動かして
流すほうの腕を上げるとやりやすい

7 二の腕の内側を流す

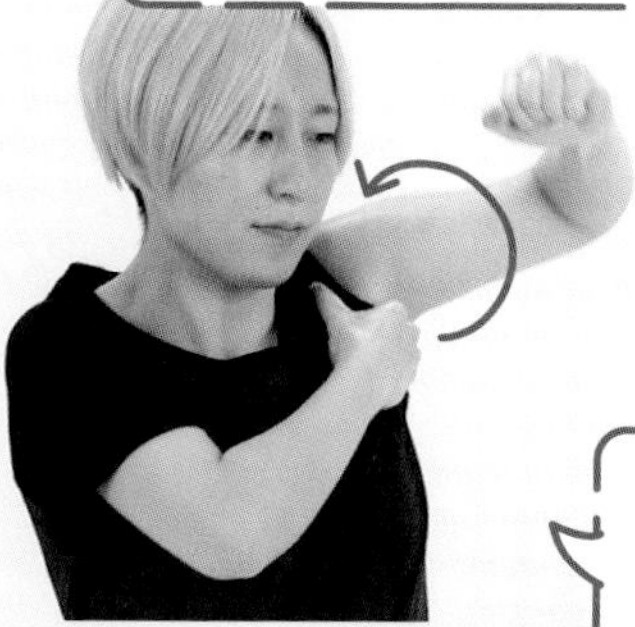
わきの下にはリンパ節あり。ガシッとつかんで腕を回すとより流しやすい
わきのくぼみにギュッと圧をかけるように

8 わきを押さえて、腕を後ろに回す

二の腕をスッキリさせたいときは指先からケアすること。末端ほどリンパが滞りやすくなっているからです。指先から肩まで、腕の全方位をくまなく流し、最後はリンパ節の密集しているわきにグッと圧をかけるのがポイント。

いちばんたるみやすい二の腕の後ろ側の筋肉は、意識して動かさないとどんどん減ってしまうといわれています。筋肉を動かすことでリンパの流れが促されるので、意識的に動かすようにしましょう。

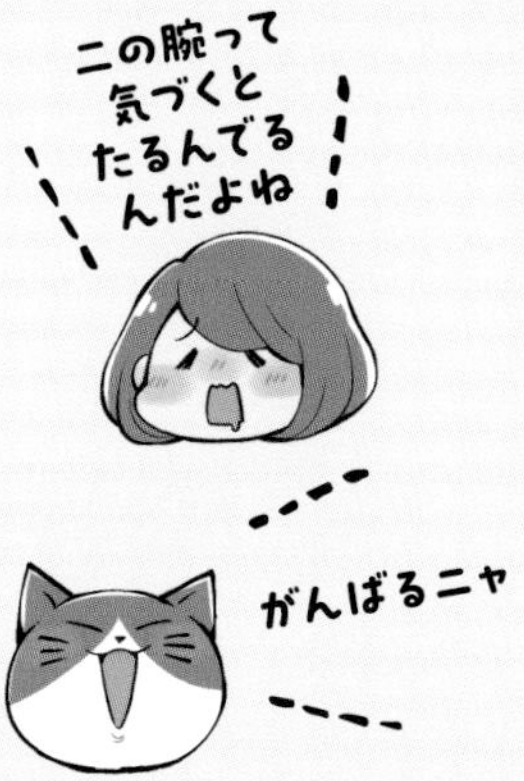
二の腕って気づくとたるんでるんだよね
がんばるニャ

Special
ケア

首のケア

体全体のリンパの流れをよくして、肩こりも改善！

ぽっこりお腹をへこませたい。二の腕をほっそりさせたい。

そんなときこそ首と胸のリンパケアも一緒に行いましょう。お腹や二の腕に直接関係していませんが、2つの場所にはリンパ節が密集しているため、同時にケアすることで最大限の効果が期待できるのです。

もちろん、首や胸周辺のリンパの流れがよくなるので、ムダなくみがとれてほっそりとした首になれた、デコルテがきれいになったという例も少なくありません。

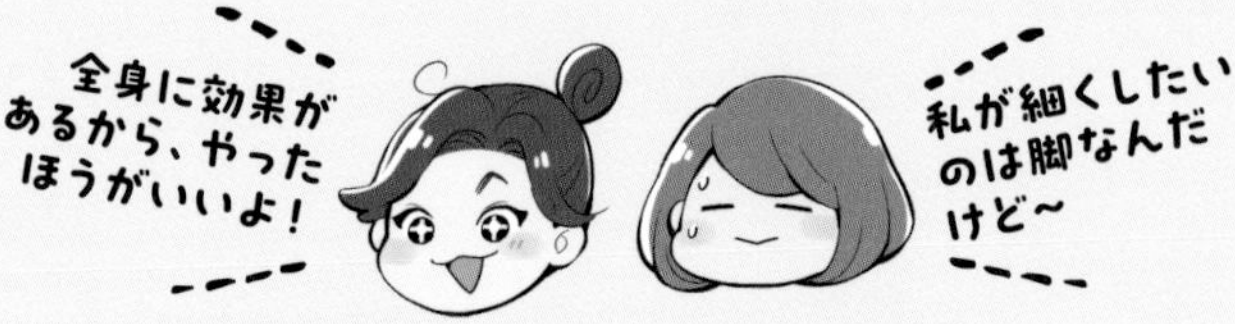
私が細くしたいのは脚なんだけど〜
全身に効果があるから、やったほうがいいよ！

流す順番はとっても大事！

リンパケアの手順　両側行います

1. 肩を流す　動画0:00〜

↓

2. 首の外側を流す　動画0:09〜

↓

3. 首の前側を流す　動画0:36〜

↓

4. 首の後ろを流す　動画0:47〜

最初に動画を
Check!

1 肩を流す

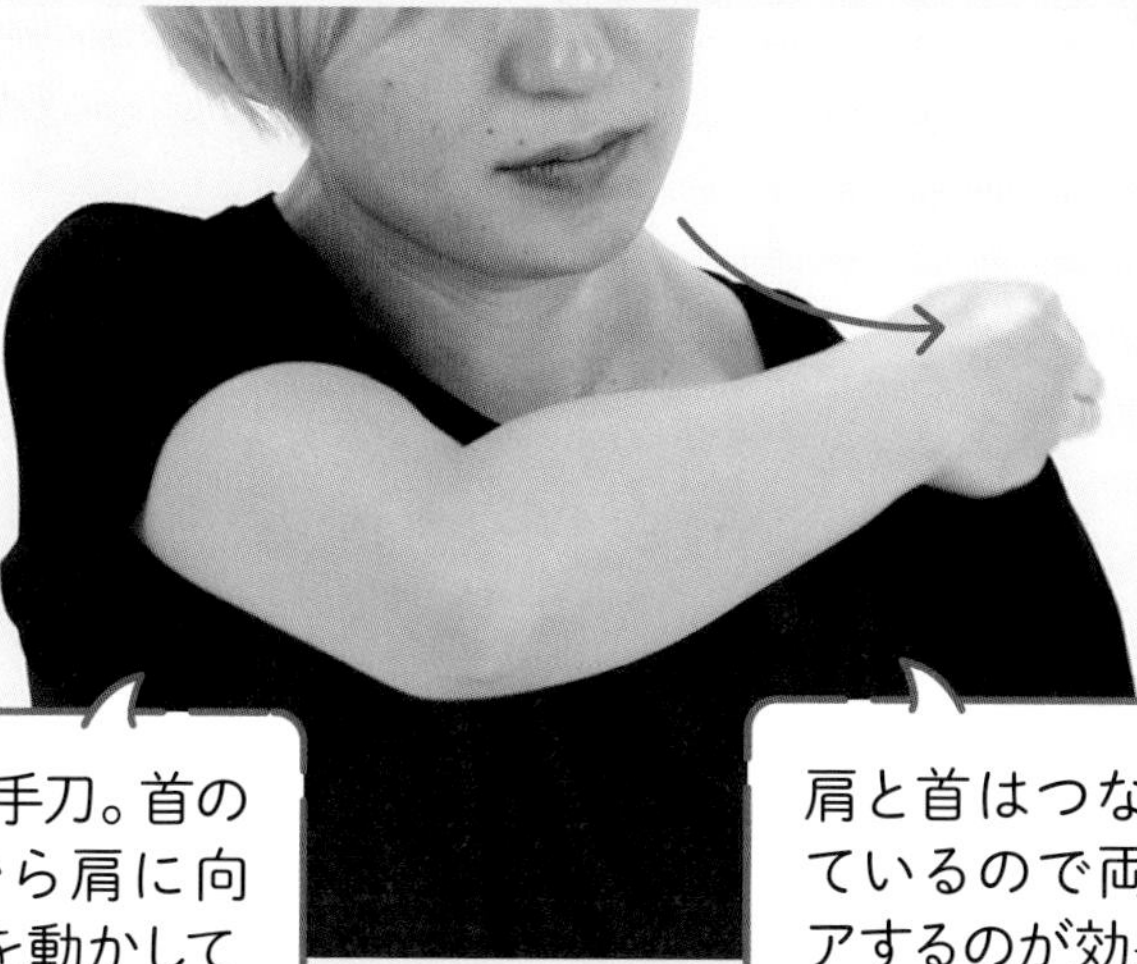

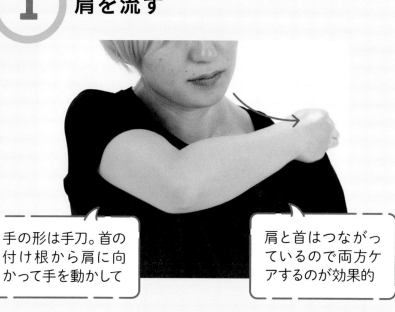

手の形は手刀。首の
付け根から肩に向
かって手を動かして

肩と首はつながっ
ているので両方ケ
アするのが効果的

2 首の外側を流す

首から肩はとくに
こっている部分
だから段階的に
流そう！

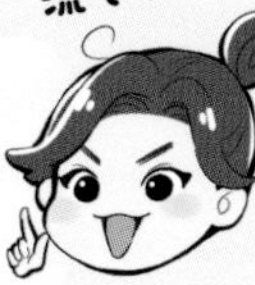

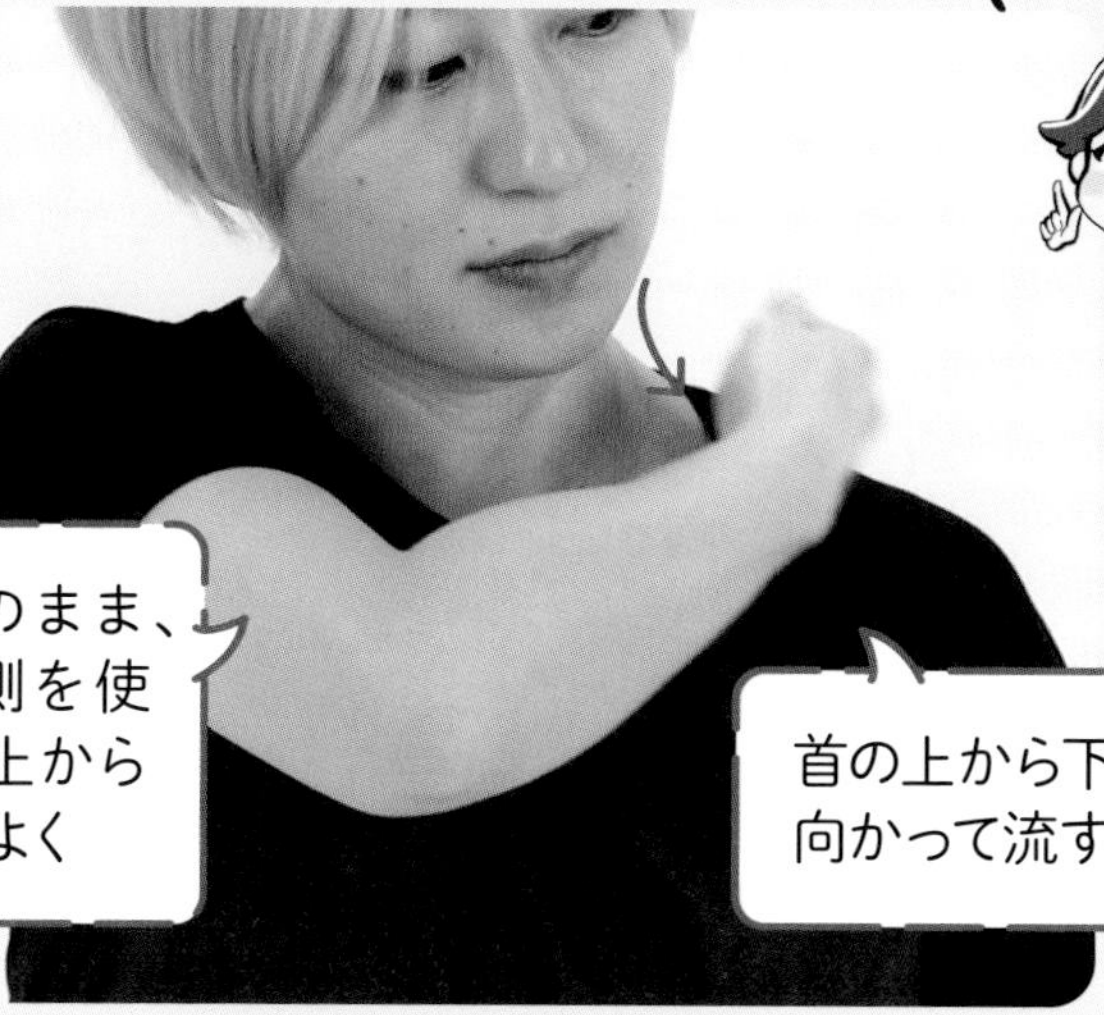

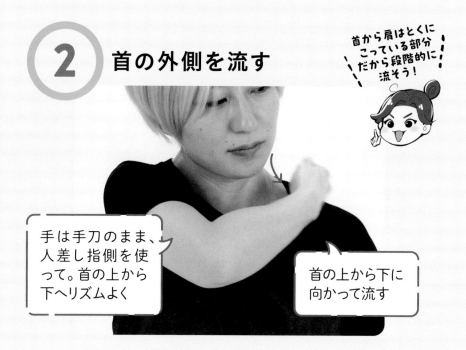

手は手刀のまま、
人差し指側を使
って。首の上から
下へリズムよく

首の上から下に
向かって流す

3 首の前側を流す

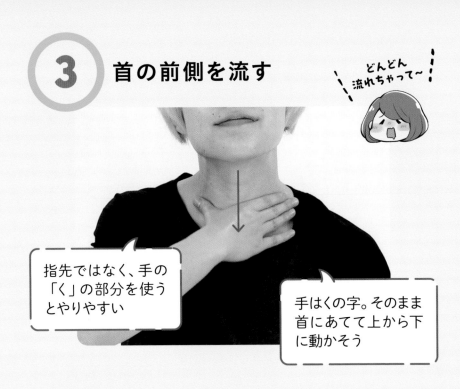

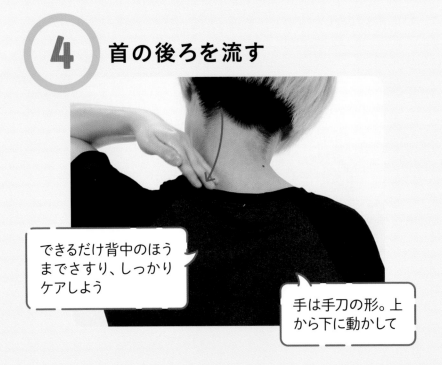

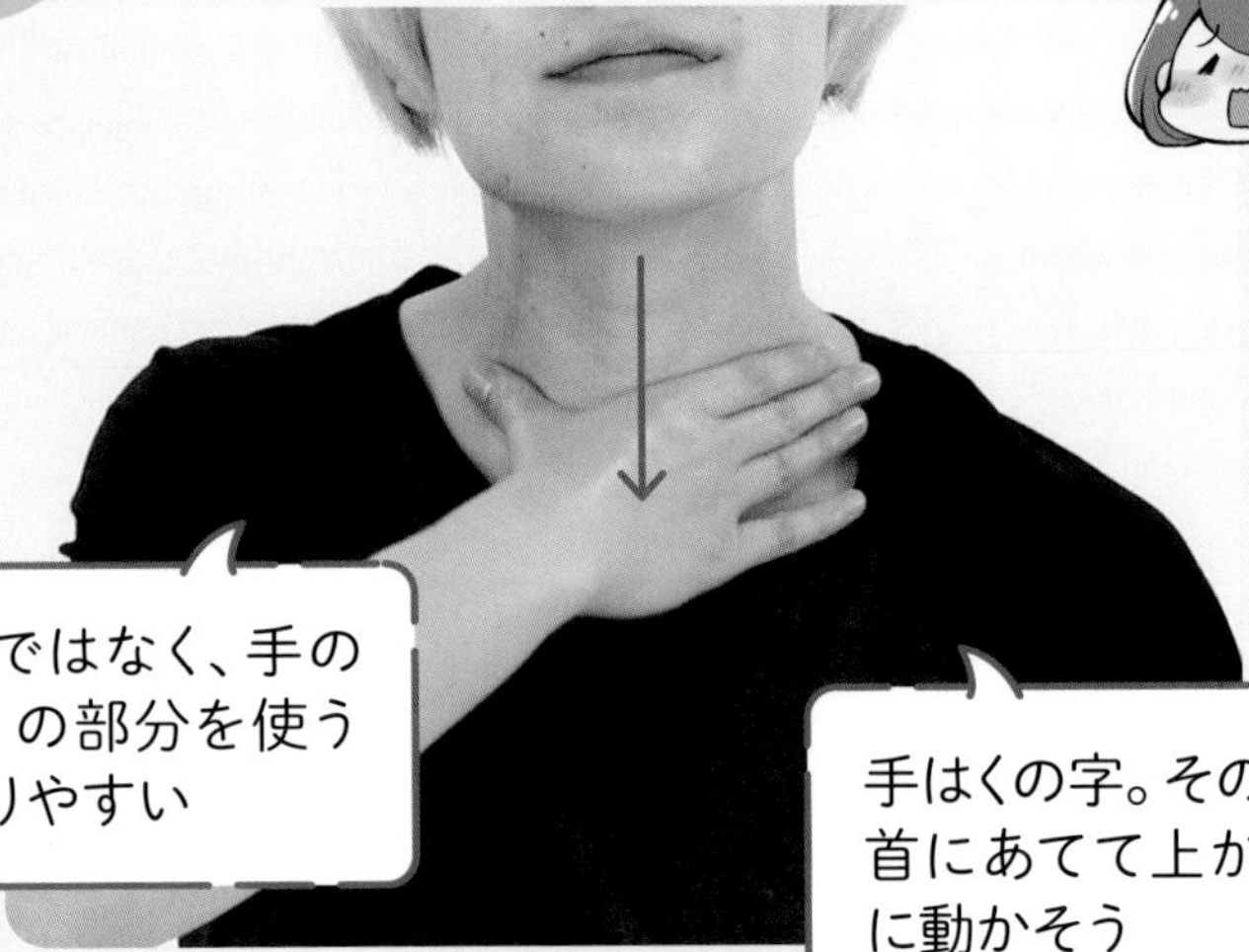

指先ではなく、手の「く」の部分を使うとやりやすい

手はくの字。そのまま首にあてて上から下に動かそう

4 首の後ろを流す

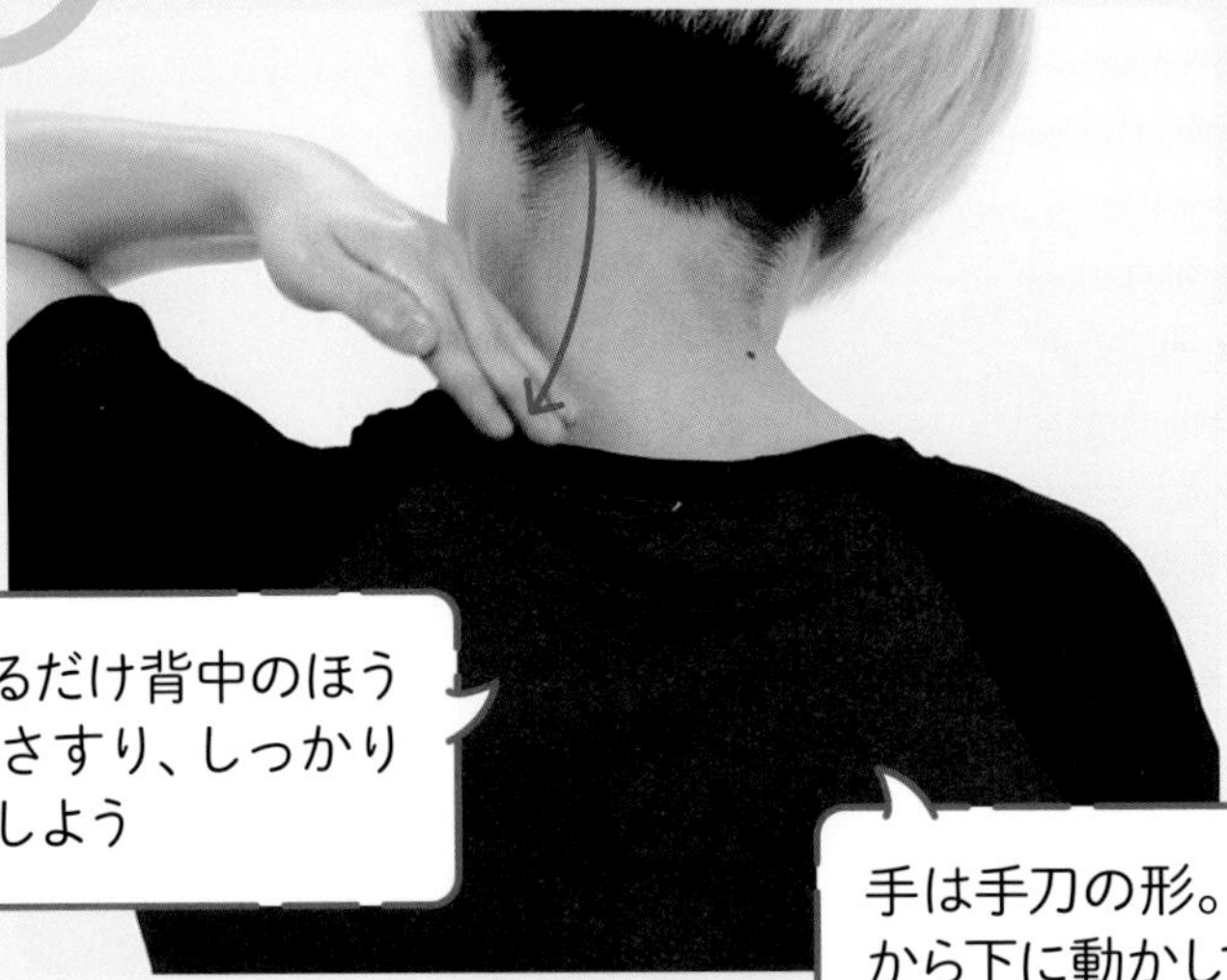

できるだけ背中のほうまでさすり、しっかりケアしよう

手は手刀の形。上から下に動かして

Specialケア

首に次ぐ、全身リンパの重要ポイント

胸のケア

リンパ管は全身を巡り、つながっているので、もれなく流したほうが効果は上がります。よって胸のリンパケアも必須！

手順③（55ページ）で胸骨の上をほぐしているのは、胸骨のそばにリンパ節が密集しているため。また、肋骨の下側にも密集地帯があります。最後はわき腹から肋骨に沿って肉を引き上げながらグーッと圧をかけましょう。リンパの流れがよくなると血行もよくなりバストアップするほか、女性ホルモンの分泌を促す働きもあります。

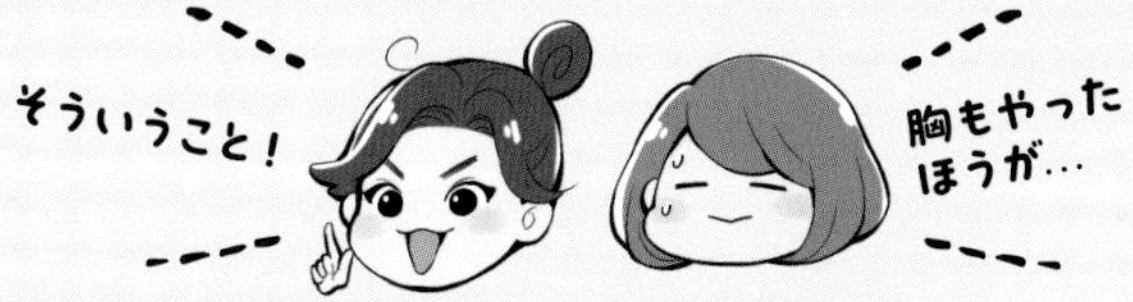

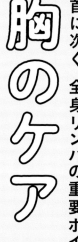

流す順番はとっても大事！

リンパケアの手順

両側行います

1. 二の腕の内側を流す　動画0:00〜
2. 胸を流す　動画0:14〜
3. 胸の中心を流す　動画0:23〜
4. わき腹から胸の中心に向かって流す　動画0:30〜

最初に動画をCheck!

1 二の腕の内側を流す

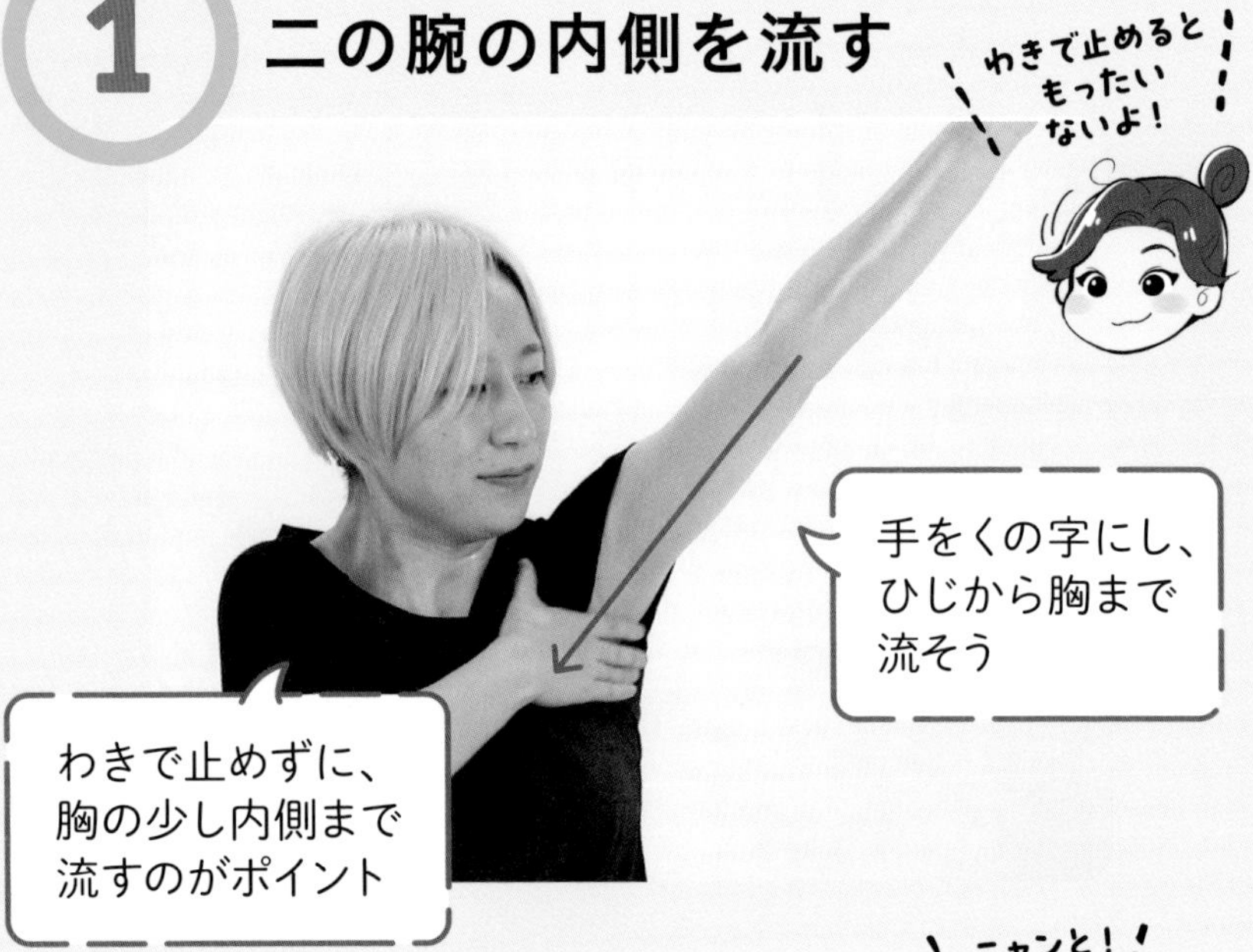
わきで止めると
もったい
ないよ!
手をくの字にし、
ひじから胸まで
流そう
わきで止めずに、
胸の少し内側まで
流すのがポイント

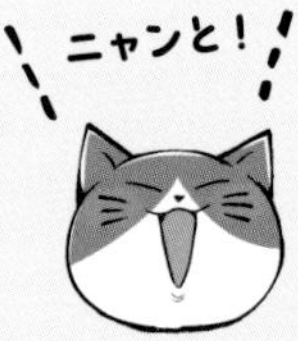
ニャンと!

2 胸を流す

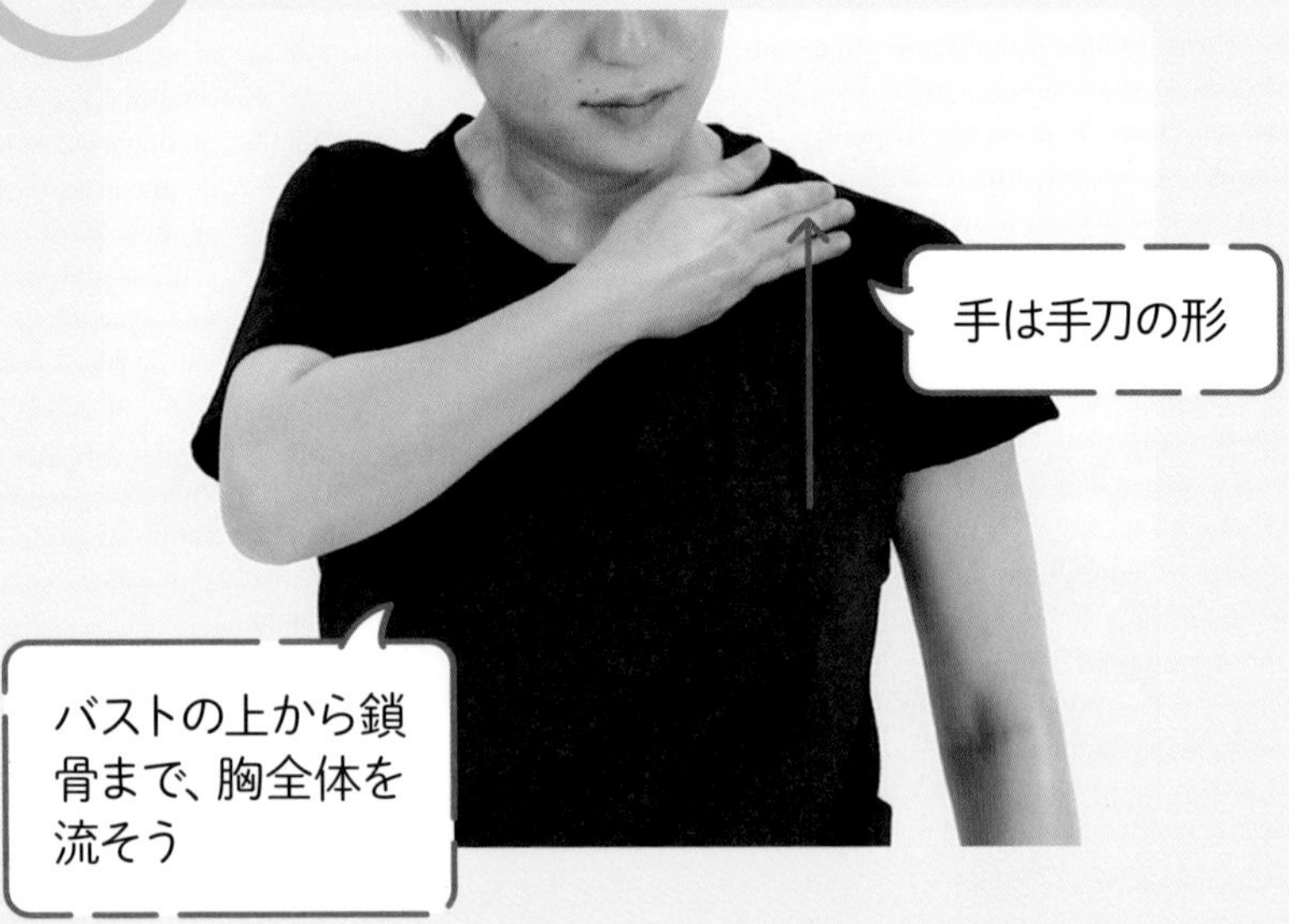
手は手刀の形
バストの上から鎖
骨まで、胸全体を
流そう

3 胸の中心を流す

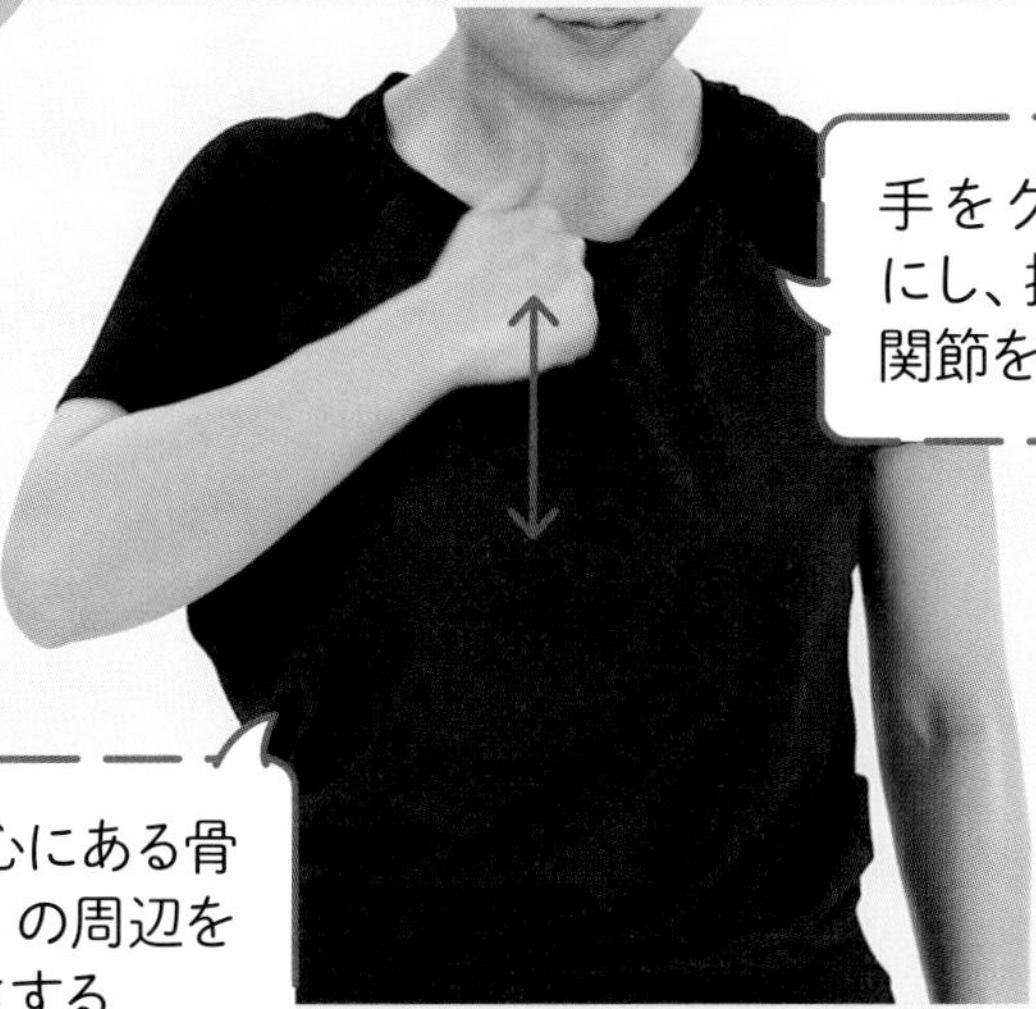
手をグーの形
にし、指の第2
関節を使おう
胸の中心にある骨
（胸骨）の周辺を
上下にさする

4 わき腹から胸の中心に向かって流す

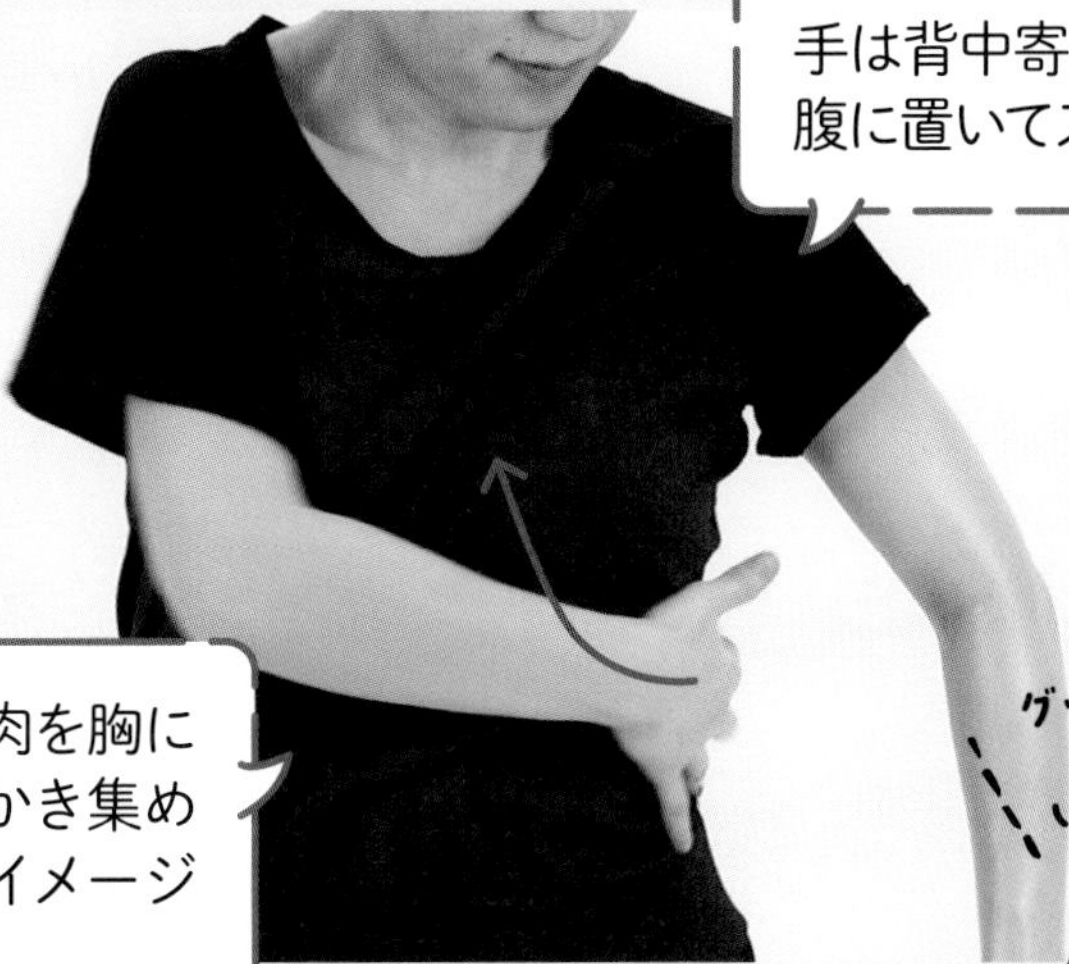
手は背中寄りのわき
腹に置いてスタート
わき腹の肉を胸に
向かってかき集め
るようなイメージ
でやろう

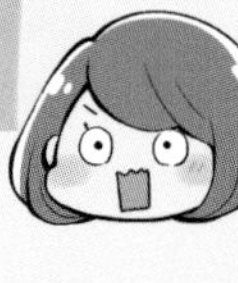
グッと引き上げ
ちゃって
いいんですね！

ちょっとひとやすみ

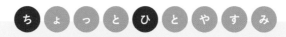

急激にやせるデメリットを知っている？

SNSなどを通して、ダイエットに関する質問をいただきます。ここでは私が考える健康的なやせ方についてお話しします。

食事を減らせばたしかに早くやせられるかもしれません。ですが体の中で何が起こるかというと、代謝が下がる状態になろうとしてしまいます。「このままだとエネルギーが足りなくなっちゃうよ〜」「エネルギー不足にならないように、わざと代謝を悪くしておくね」って感じです。これは生命を維持するために、備わった体の働きによるもの。

代謝が悪くなると、努力をしても体重が減らない「停滞期」がやってきます。リバウンドの危機！　早くやせてもあまりいいことはないんです。

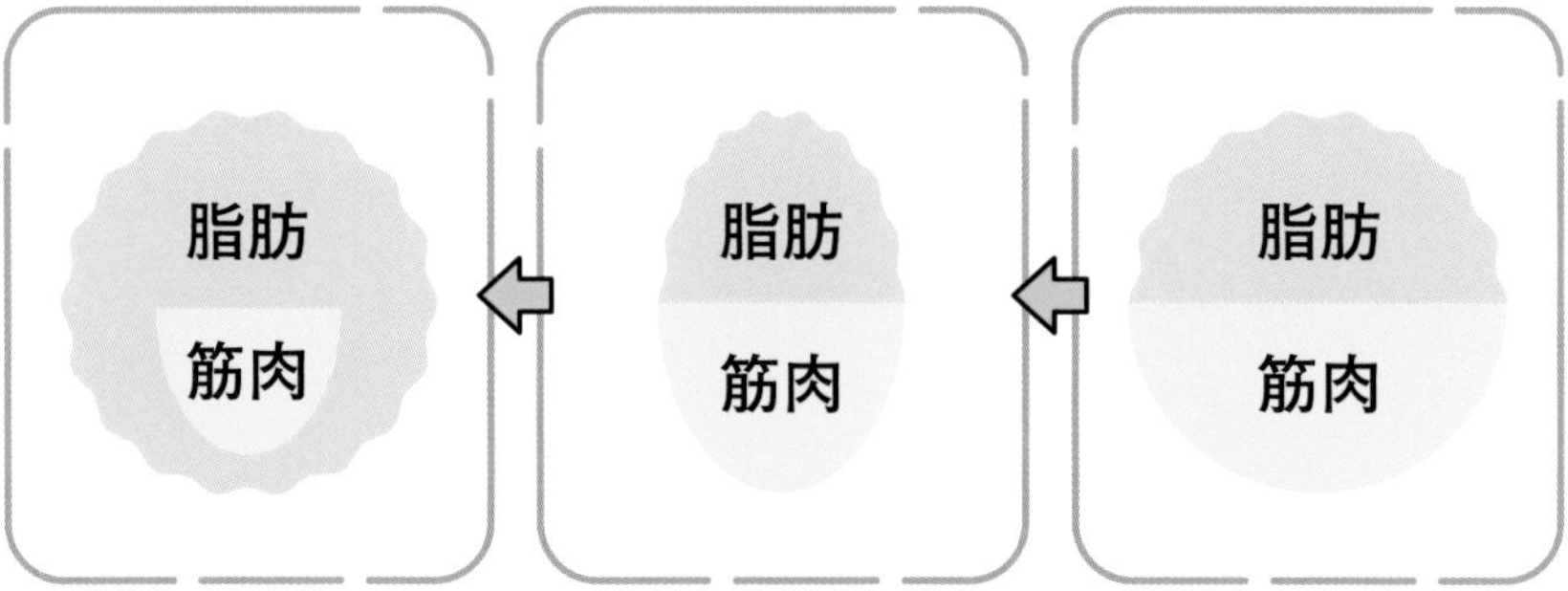

たとえば体重が60kgあるとしたら…

仮に筋肉50％、体脂肪50％の割合で60kgと設定。ここから食事制限をしてダイエットをするとします。

短期間で20kg減のダイエットに成功!?

本来は食事制限による減量だと筋肉から減っていきますが、仮に脂肪と筋肉の割合は変わらないままとします。

じつは減ったあとがこわい！

リバウンドする場合、増えるのはおもに脂肪。筋肉量は変わらず、脂肪だけが増え、完全な肥満体質に！

筋肉を意識した
ダイエットをしよう！

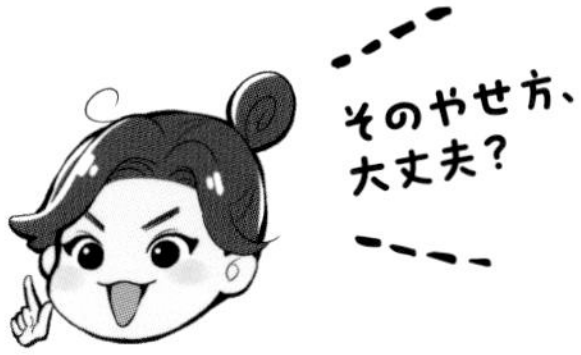

Check!

筋肉量が減ると リンパの働きが 悪くなる

リンパを流すには筋肉を動かすことが必要不可欠です（19ページ）。元々の筋肉量が少ないと、いくらリンパケアをがんばって筋肉に刺激を伝えたところで、効果は半減してしまいます。筋肉量は減らさないで！

Check!

体重などの数字より、体のライン、バランスが大事！

体重が減ればダイエット成功！ だと考えていませんか。数字にとらわれるより、大事なのは“見た目”。ふくらはぎや二の腕がほっそりすれば、体重は変わらなくても、トータル的にはかっこいい体になれるのです。

Check!

まわりに 心配される やせ方をしてない？

まわりの人に「やせたね」といわれたら要注意。もしかして不健康なやせ方をしているかもしれませんよ。ほおがこけたり、髪にツヤがなくパサついたりしませんか？「きれいになったね」と言われるやせ方を目指しましょう。

結局、バランスよい食事に勝るものなし！

健康的にやせるための5か条

その1

カロリーを重視したダイエットはしない

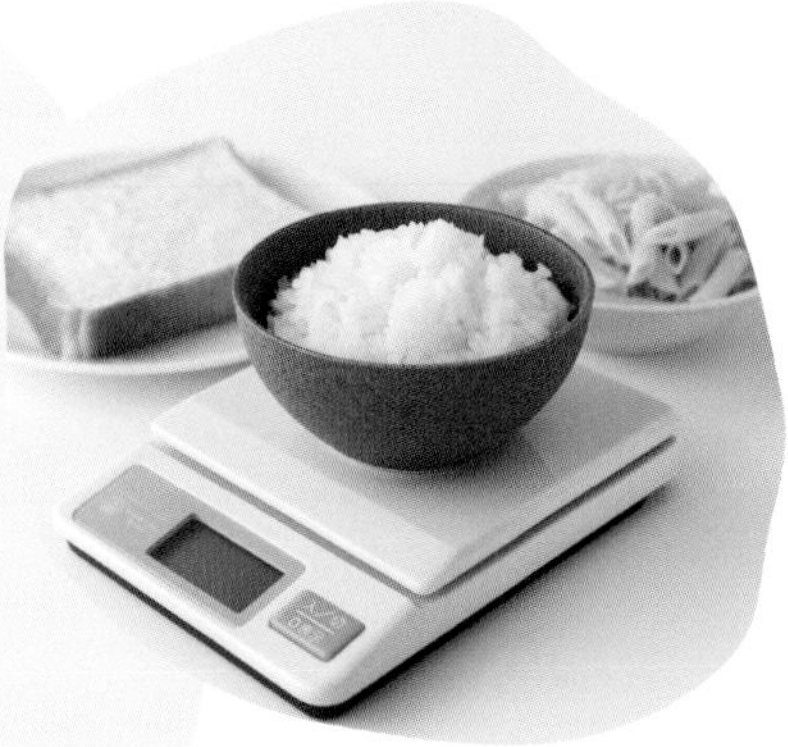

栄養不足の土台では、いくらカロリーを制限しても結果がともないません。まずは栄養バランスのよい食事を。一時的に体重が増えても、結果は後からついてきます。

その2

「無限ぽっちゃりスイッチ」をオフにする

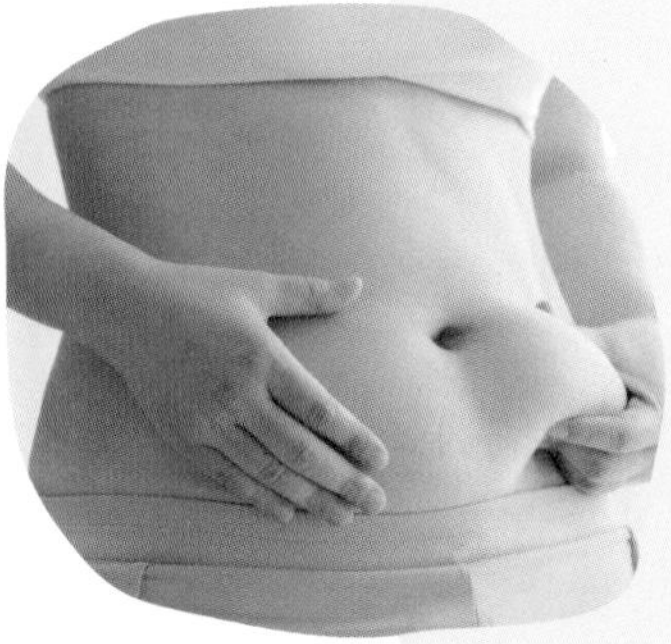

何を食べても太ってしまう……これが恐怖の「無限ぽっちゃりスイッチ」。オフにするにはビタミン、ミネラル、食物繊維、タンパク質、炭水化物……栄養バランスのよい食事をするという、あたりまえのことがいちばん大事！　栄養が偏ると体内が飢餓状態になり、脂肪を溜め込もうとしてしまうからです。

その3

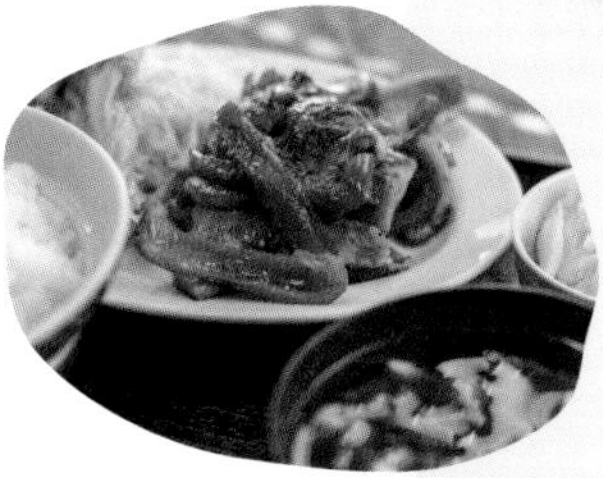

20歳からは食べ物を選ぶ力を身につける

10代のうちの食事は保護者まかせ、栄養バランスを考えた食事をさせてくれたはず。でも20歳、つまり大人になったら自分で食べ物を選ぶ力を身につけましょう。日々の食事が体をつくるので、その知識は一生の財産になります。

その4

アラフォーからは脂肪も財産！落としていいのか見直しを

肌のハリがなくなってくる40代は脂肪も財産。やせることでかえって魅力が半減することもあります。自分がなりたい体型を一度見直しましょう。

その5

冷たい食べ物はやっぱりNG！冷えると太る

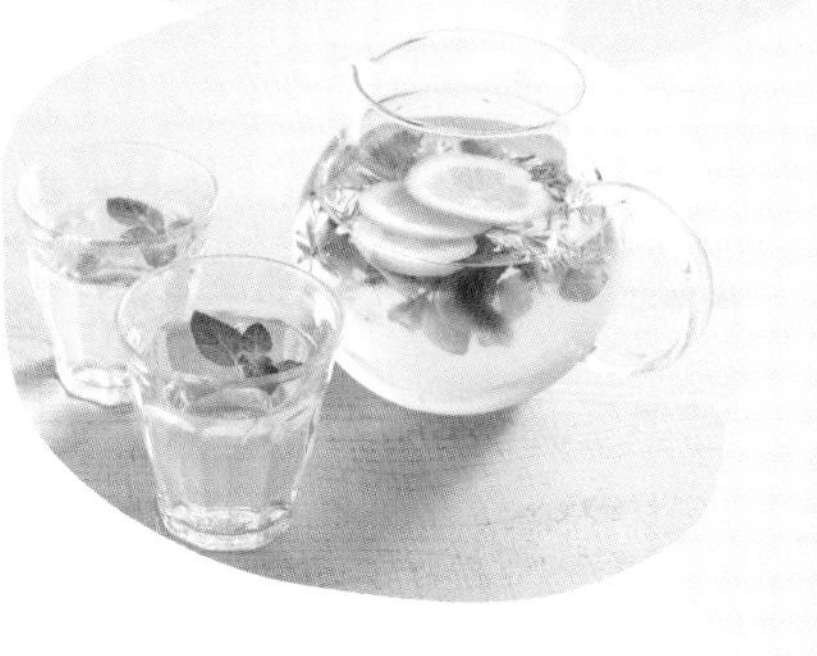

冷えがよくないのはもはや周知の事実。筋肉を固くし、リンパの流れを悪化させます。結果はもう……わかりますよね？

COLUMN

体を洗いながらリンパを流そう！

全身ケアは入浴時に行うべし

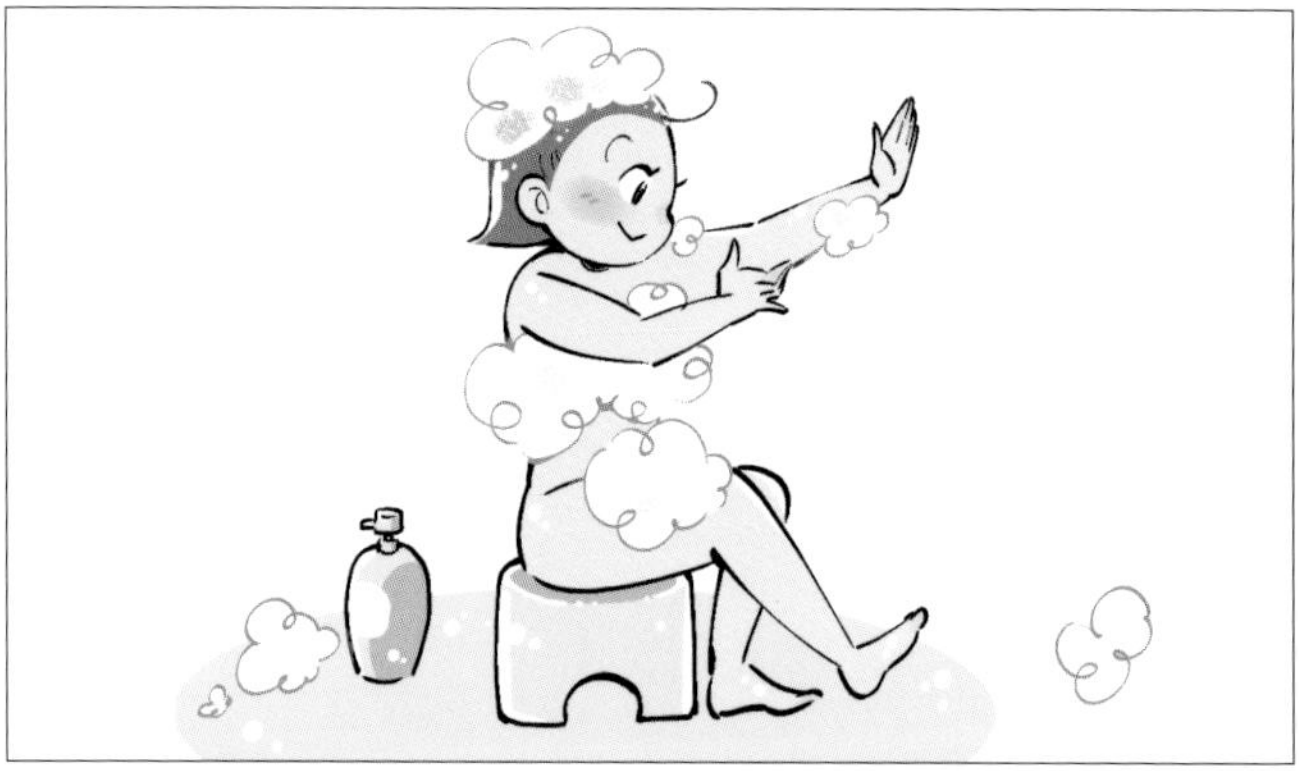

リンパ管は血管に沿うようにして全身を巡り、つながっています。そういった意味では、全身を一度にケアするのがいちばん。おすすめはバスタイムを活用する方法です。石鹸を泡立てたら直接肌につけ、リンパケアしながら体を洗いましょう。石鹸がクリームやオイルの代わりになります。

スポンジやタオルを使わないと洗った気がしないかもしれませんが、本来、日々の汚れぐらいであればお湯で流すだけでも落ちるもの。リンパケアしながらでも汚れは十分落ちるし、この方法だと全身ケアもラクなのです。

Part 3

リンパ+αのケアで
フェイスラインも思いのまま!

パーツ別
リンパケア
フェイス編

Part 3ではたるみやしわといった顔の悩みにアプローチするリンパケアをご紹介。顔の皮膚はとても繊細なので、間違ったやり方ではかえって肌を傷つけてしまい、逆効果です。正しい方法で行えば、顔やせも期待できますよ。

リンパケアでたるみやしわも、なんとかなるって本当!?

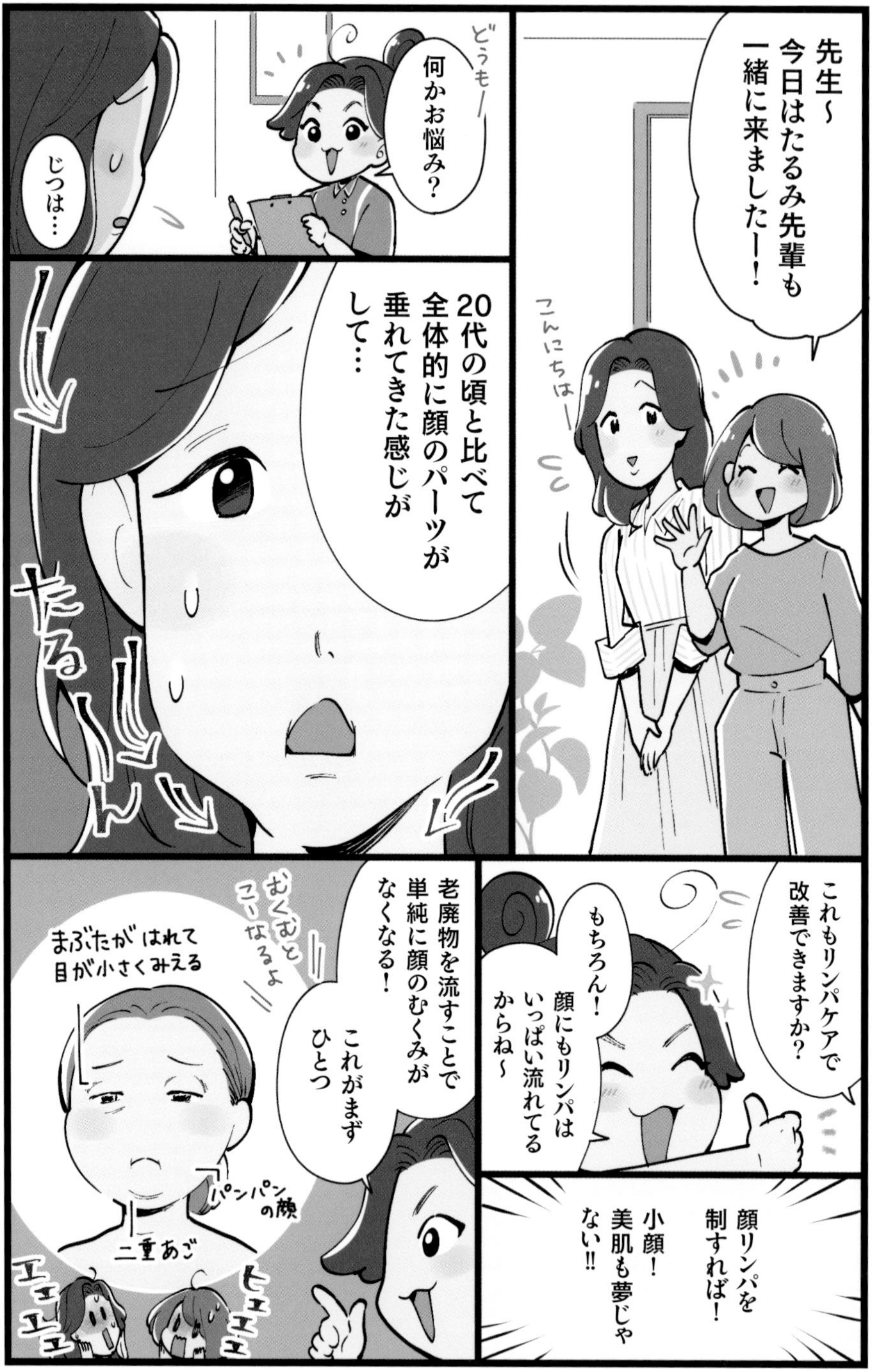
先生～ 今日はたるみ先輩も一緒に来ました―!
こんにちは―
どうも―
何かお悩み?
じつは…
20代の頃と比べて全体的に顔のパーツが垂れてきた感じがして…
たるーん
これもリンパケアで改善できますか?
もちろん! 顔にもリンパはいっぱい流れてるからね～
顔リンパを制すれば! 小顔! 美肌も夢じゃない!!
老廃物を流すことで単純に顔のむくみがなくなる!
これがまずひとつ
むくむとこーなるよ
まぶたがはれて目が小さくみえる
パンパンの顔
二重あご
ヒェエエ
エェェェ

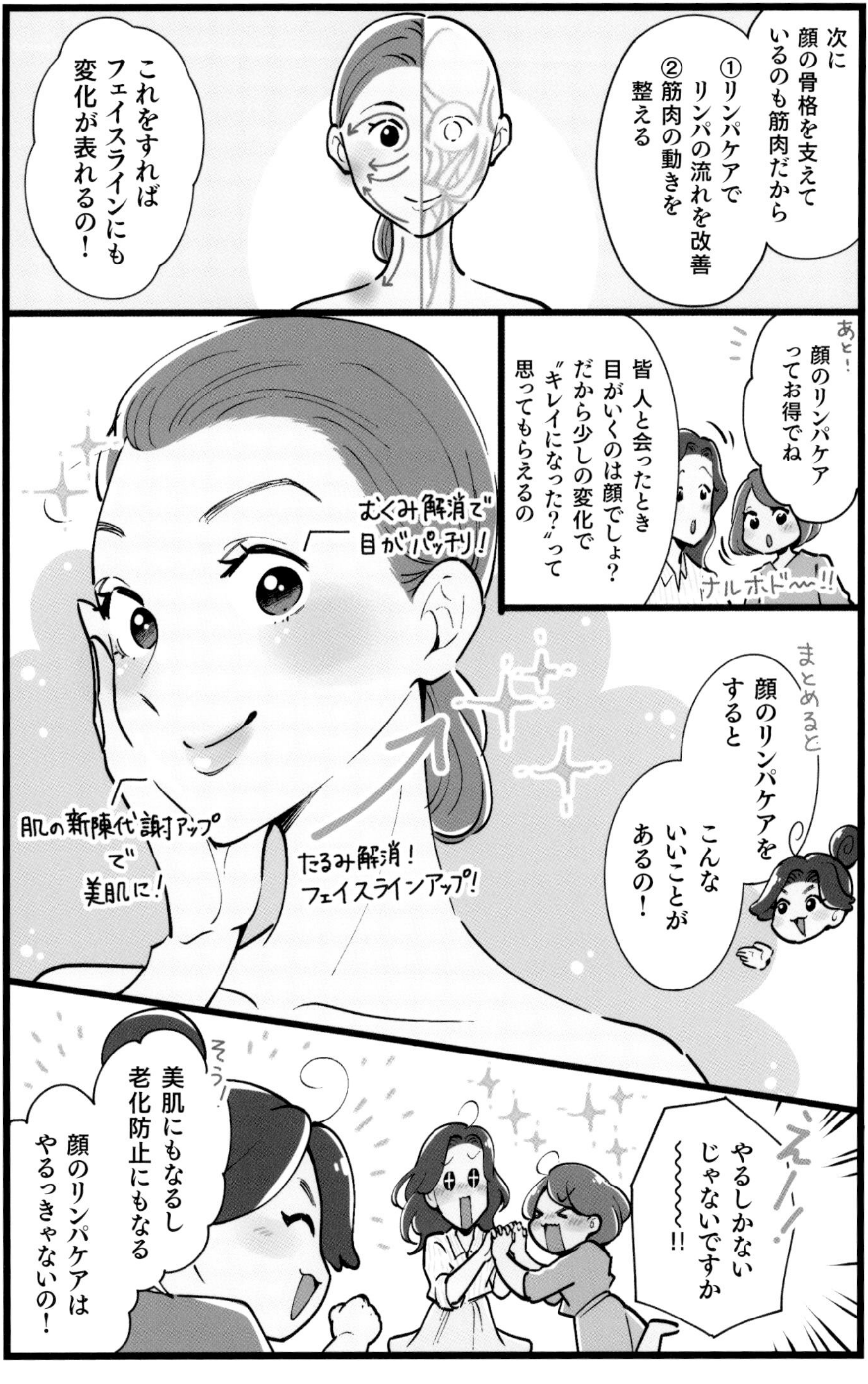

次に顔の骨格を支えているのも筋肉だから
①リンパケアでリンパの流れを改善
②筋肉の動きを整える
これをすればフェイスラインにも変化が表れるの!
あと!
顔のリンパケアってお得でね
皆 人と会ったとき目がいくのは顔でしょ?だから少しの変化で〝キレイになった?〟って思ってもらえるの
ナルホド〜〜!!
まとめると
顔のリンパケアをすると
こんないいことがあるの!
むくみ解消で目がパッチリ!
たるみ解消!フェイスラインアップ!
肌の新陳代謝アップで美肌に!
えー!
やるしかないじゃないですか〜〜〜!!
そう!
美肌にもなるし老化防止にもなる
顔のリンパケアはやるっきゃないの!

顔のリンパケアの基本

**くすみやたるみ、おでこのしわ、ほうれい線……。
顔まわりの悩みもリンパケアで改善しましょう！**

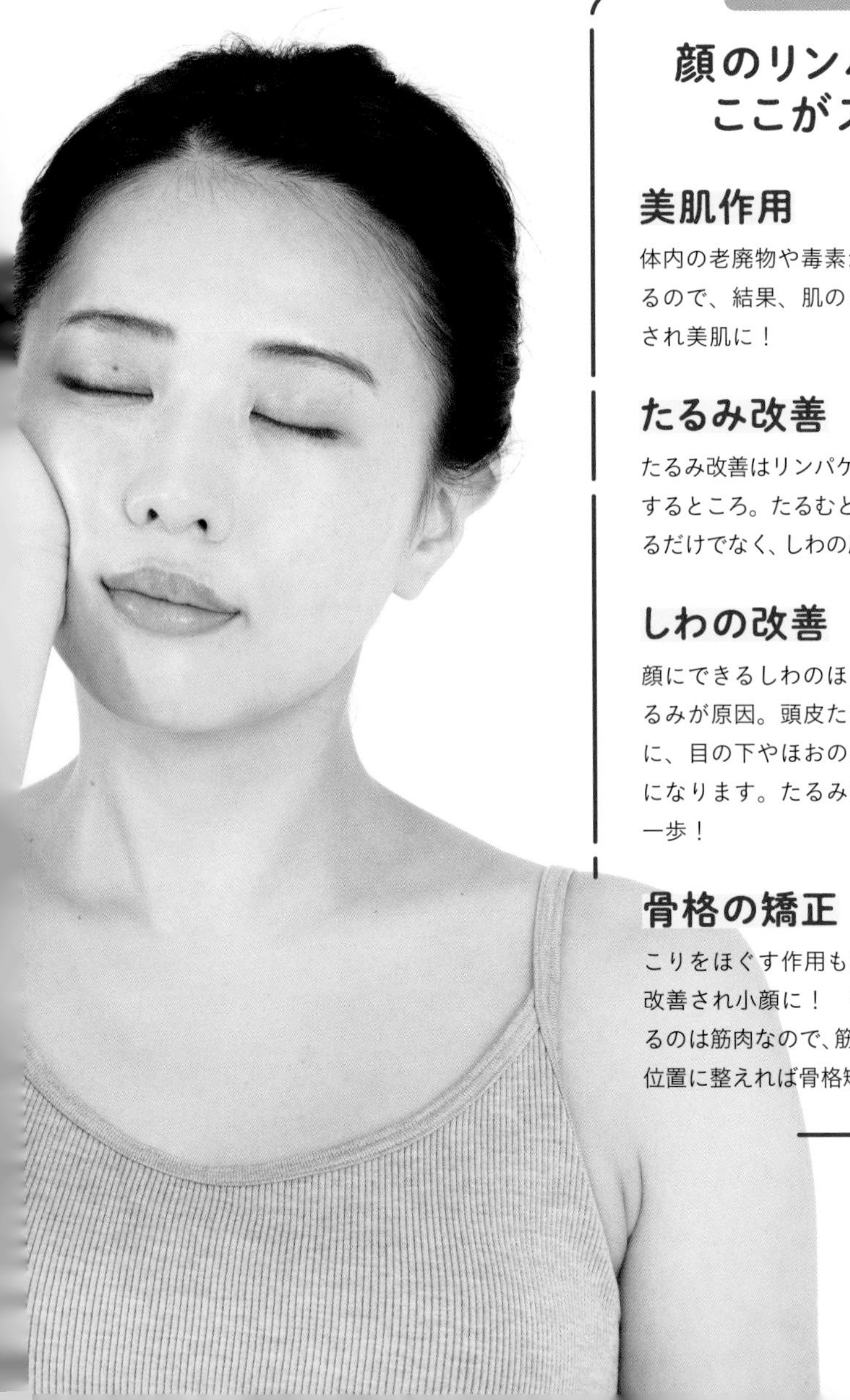

顔のリンパケアはここがスゴイ！

美肌作用

体内の老廃物や毒素が滞りなく排出されるので、結果、肌のターンオーバーが促され美肌に！

たるみ改善

たるみ改善はリンパケアがもっとも得意とするところ。たるむと見た目が老けて見えるだけでなく、しわの原因になります。

しわの改善

顔にできるしわのほとんどは、皮膚のたるみが原因。頭皮たるみはおでこのしわに、目の下やほおのたるみはほうれい線になります。たるみ解消はしわ改善の第一歩！

骨格の矯正

こりをほぐす作用もあるので、ゆがみが改善され小顔に！　骨の位置を支えているのは筋肉なので、筋肉を刺激して正しい位置に整えれば骨格矯正につながります。

顔のリンパケアを行うときの注意点

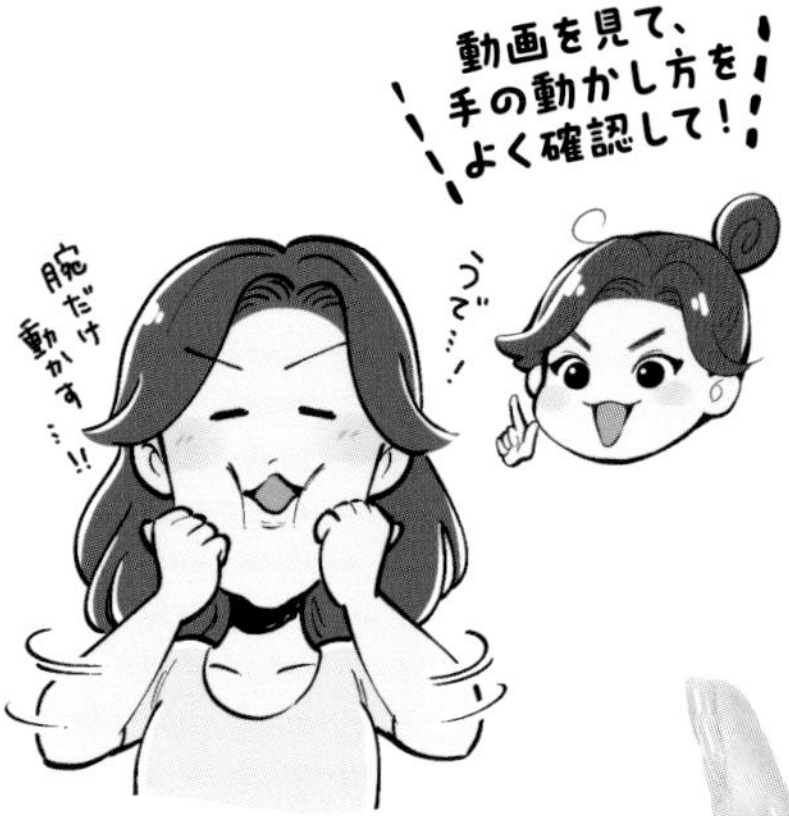
動画を見て、手の動かし方をよく確認して！
うで…！
腕だけ動かす…!!

手と顔の皮膚をなるべくズラさない

顔は皮膚が薄いので、必要以上に負担をかけないのが鉄則。本書のリンパケアは肌の上に手を固定し、腕全体を動かしてほぐすので、極力摩擦を与えないやり方になっています。ただし、くせでこすったりしがちなので、手と顔の皮膚をなるべくズラさないように意識しましょう。

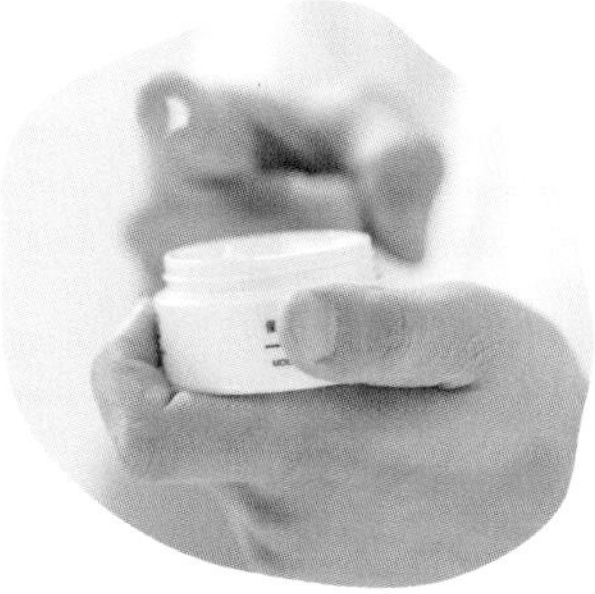

クリームやオイルを使う

肌に摩擦によるダメージを与えないように、マッサージ用のクリームやオイルを使いましょう。肌の乾燥を防ぐほか、手を滑らかに動かせるのでよけいな力がかからないメリットもあります。また、マッサージクリームやオイルには香りがついているものが多いですよね。このよい香りがリラックス効果につながります。

目のまわりは強く押さない

顔のリンパケアの中には目のまわりに手を置いたり、目の周辺をグーの手でほぐしたりするような動きがあります。目のまわりはとくに皮膚が薄く、繊細な場所なので、強く押したりしないよう注意しましょう。

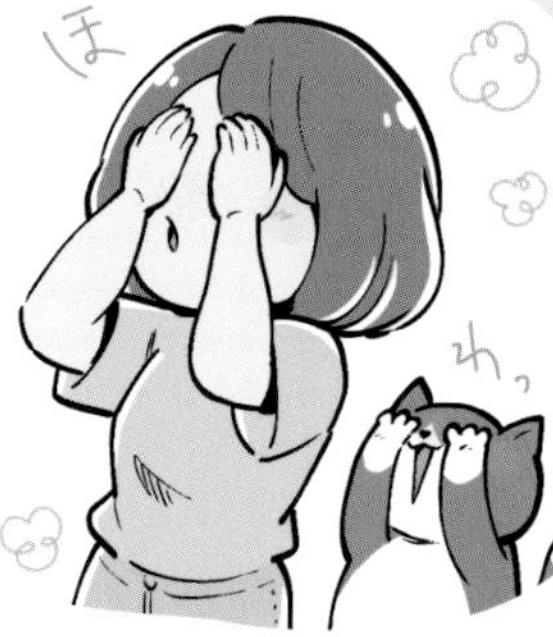

顔のリンパケア 1

むくみ

顔まわりのリンパを流してスッキリ！

流す順番はとっても大事！

リンパケアの手順

1 肩をほぐす　動画0:00～

↓

2 首の後ろをつかんでほぐす　❶❷は両側行います　動画0:15～

↓

3 顔の上半分をほぐす　動画0:49～

↓

4 側頭部をほぐす　動画1:03～

↓

5 耳をつまんで後ろに回す　動画1:16～

顔のむくみ解消には耳から首、肩にかけてのリンパ節の密集地帯を狙い打ちするのがおすすめ。水分や老廃物が排出されやすい部位でもあるので、やれば効果が表れやすい場所でもあります。

一般的なリンパマッサージだと首を中心に行うことが多いですが、神業リンパでは耳までしっかり流します。じつは耳のまわりにこそリンパ節が集まっているので、そのほうが圧倒的に効率がよいのです。

最初に動画を
Check!

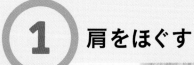

1 肩をほぐす

肩の後ろ側全体
をケアしよう

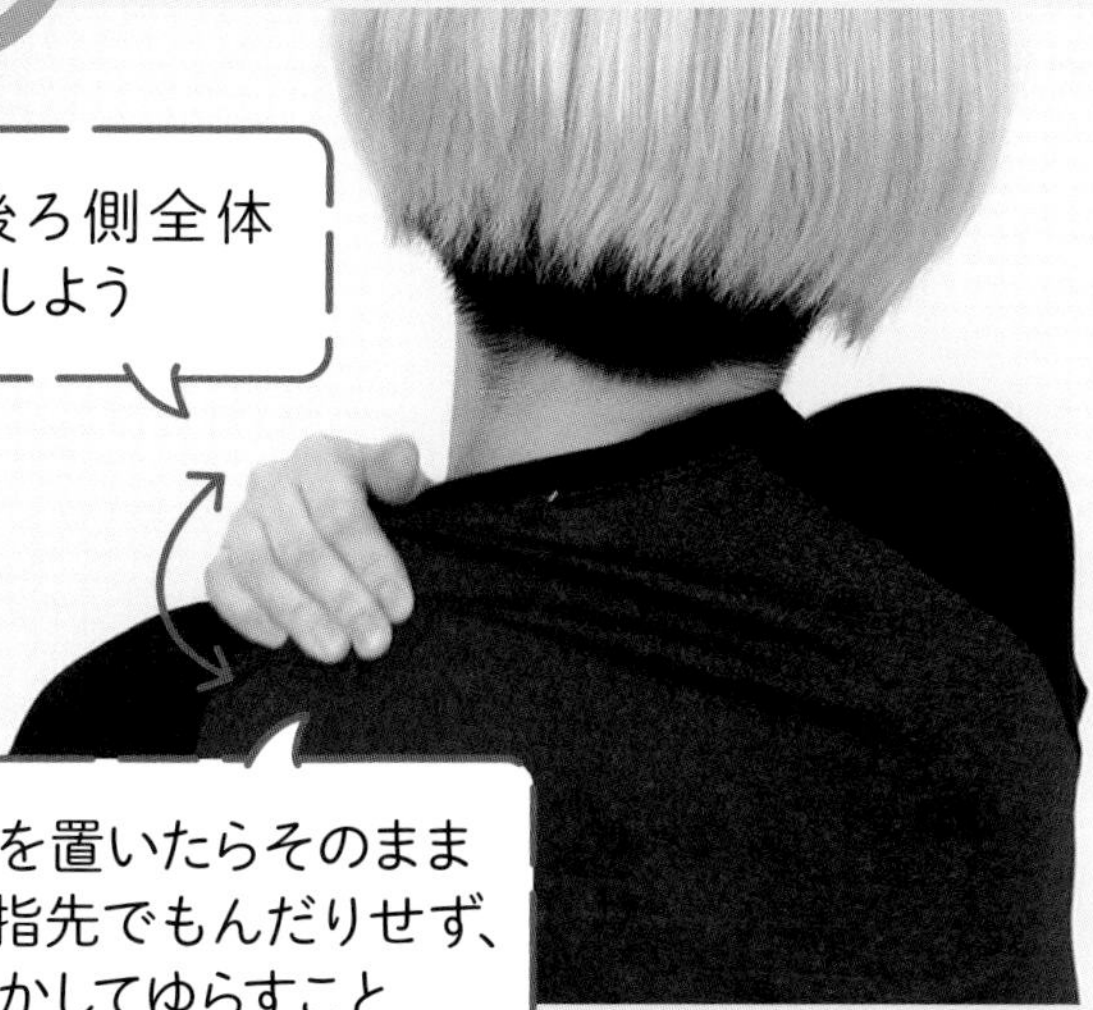

肩に手を置いたらそのまま
固定。指先でもんだりせず、
腕を動かしてゆらすこと

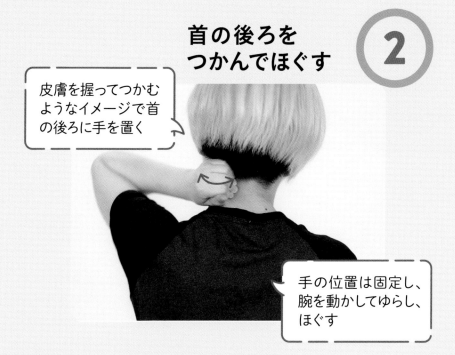

2 首の後ろをつかんでほぐす

皮膚を握ってつかむ
ようなイメージで首
の後ろに手を置く

手の位置は固定し、
腕を動かしてゆらし、
ほぐす

③ 顔の上半分をほぐす

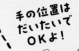

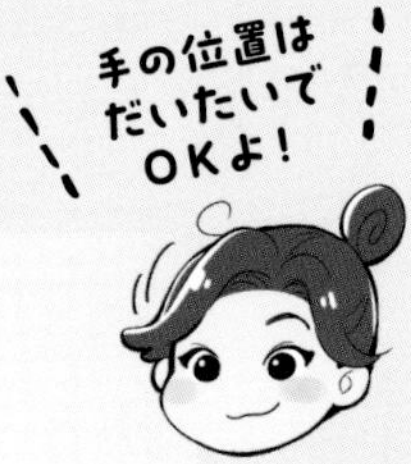

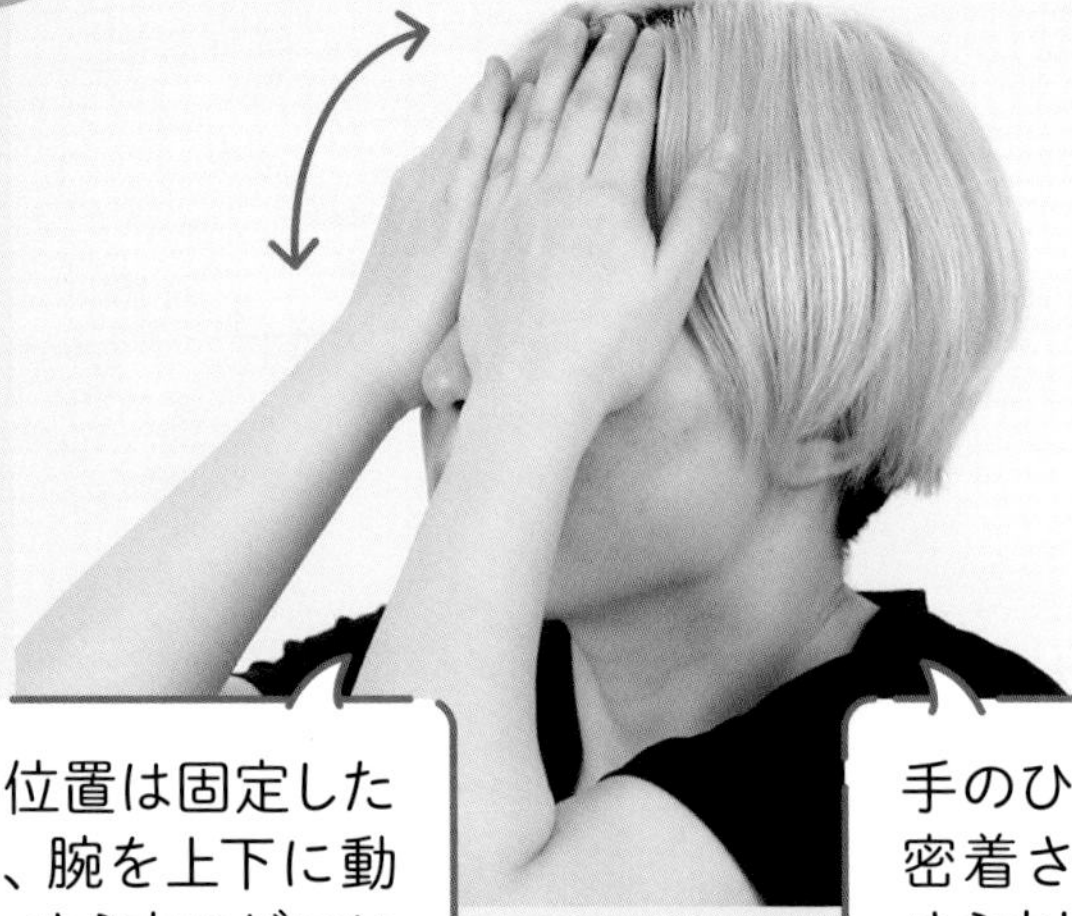

手の位置は固定したまま、腕を上下に動かし、ゆらすのがコツ

手のひらをしっかり密着させて。細かくゆらすとより効果的!

④ 側頭部をほぐす

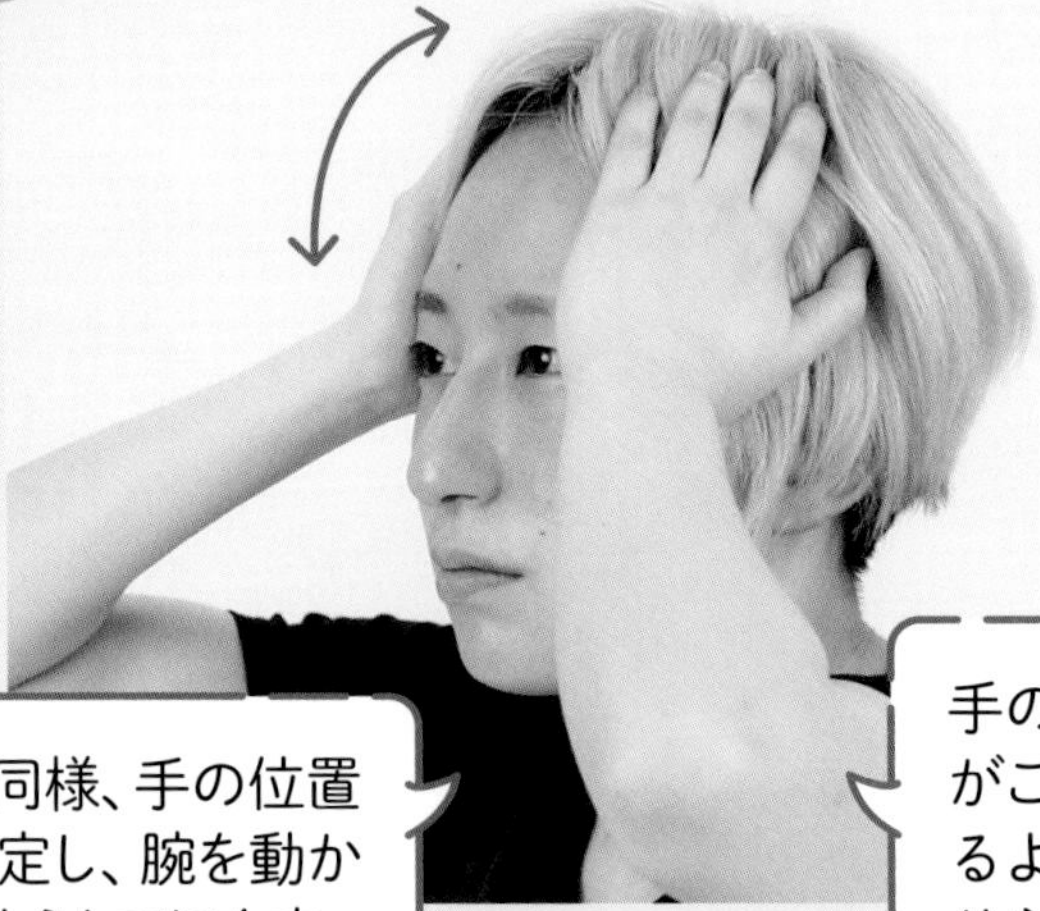

③と同様、手の位置は固定し、腕を動かし、ゆらしてほぐす

手のひらの下半分がこめかみにあたるようにするとやりやすい

むくみを放置すると老け顔になるぞ～！

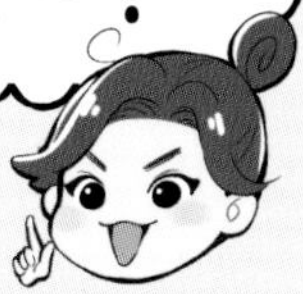

5 耳をつまんで後ろに回す

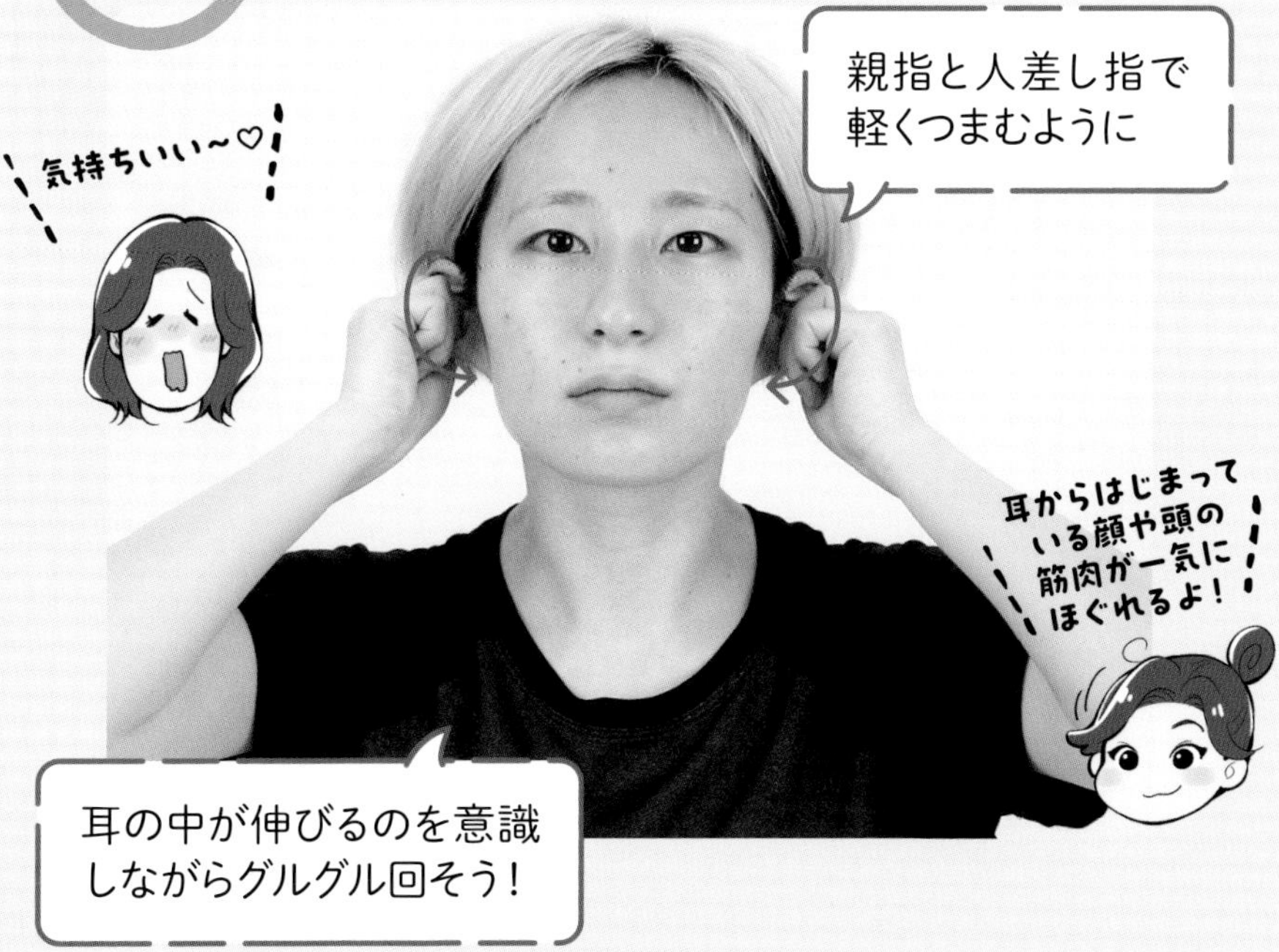
親指と人差し指で
軽くつまむように
気持ちいい～♡
耳からはじまって
いる顔や頭の
筋肉が一気に
ほぐれるよ！
耳の中が伸びるのを意識
しながらグルグル回そう！

顔のむくみがこわいのは、むくむと水分によって皮膚がどんどん伸びていき、下に垂れ下がってしまうこと。深いしわのもとになるうえ、まるで何度もふくらませた風船みたいに、肌がテロンテロンになってしまうんです！

だから早いうちにリンパケアをして、むくまない習慣をつけるべき。あなたが何歳でも、今がいちばん若い！ 今すぐはじめましょう。

good!

耳のまわりにはツボや自律神経も多い

耳を軽く引っ張って回す（手順⑤）と気持ちいいはず。耳周辺にはツボや自律神経が集まっているので、リラックス効果は絶大！

顔のリンパケア 2

二重あご

脂肪を撃退し、フェイスラインをシャープに！

流す順番はとっても大事！

リンパケアの手順

1. 両手を胸にあてる　**動画0:00〜**

↓

2. 顔を真上に上げ、口をパクパクさせる　**動画0:02〜**

↓

3. 顔を左上に上げ、口をパクパクさせる　**動画0:10〜**

↓

4. 顔を右上に上げ、口をパクパクさせる　**動画0:20〜**

↓

5. あご下に指をあて、顔を上げて口をパクパクさせる　**動画0:32〜**

二重あごの原因を「太ったからだ」と思っていませんか？　じつはやせていても二重あごになることがあるのです。

なぜ二重あごになるかというと、おもな原因は耳下から首にかけてのリンパの流れが滞り、老廃物が溜まるため。この蓄積した老廃物が脂肪に変わり、二重あごとして出現するという仕組みです。二重あごの改善に必要なケアはダイエットではなく、リンパを流すことです！

最初に動画を
Check!

1 両手を胸にあてる

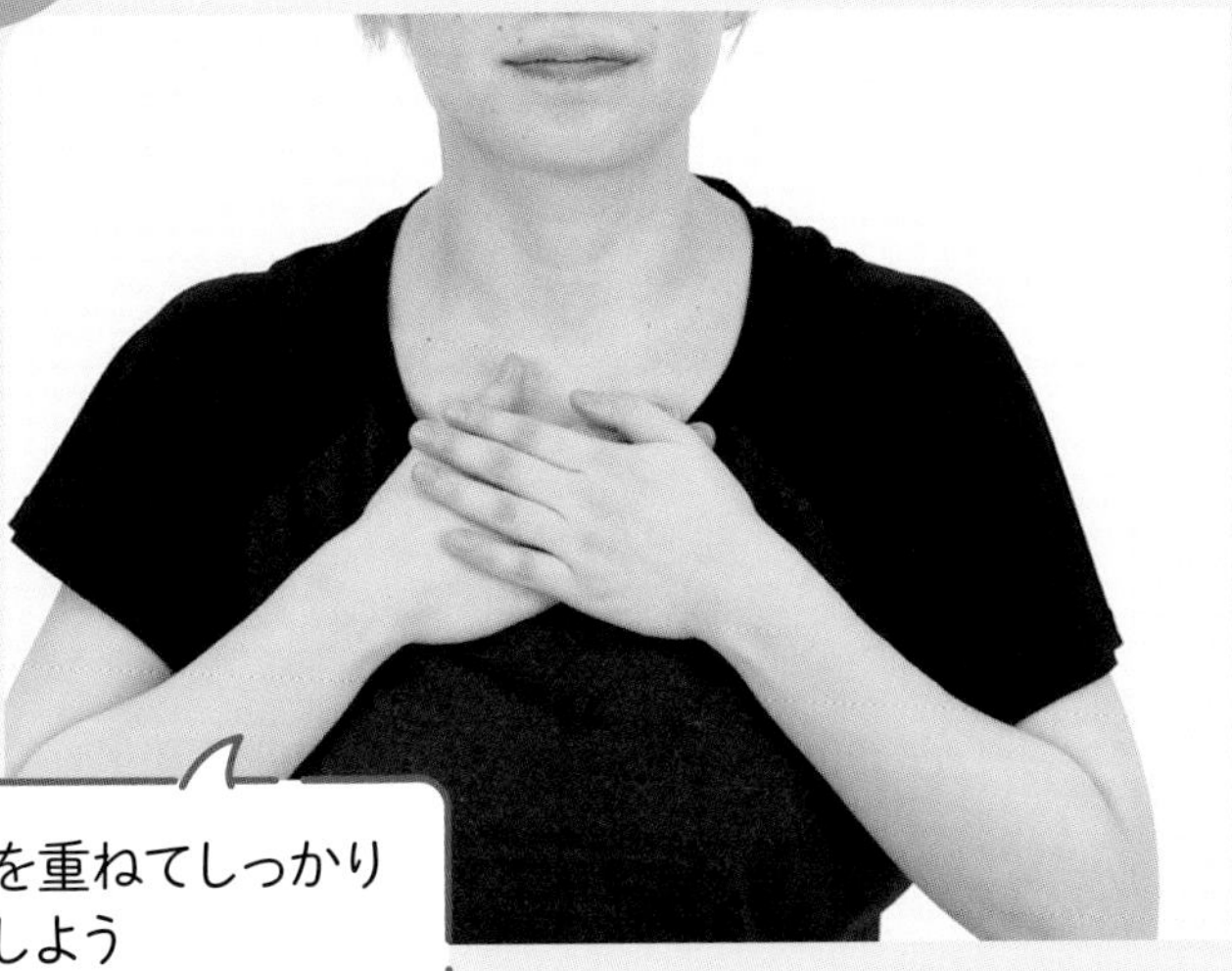

両手を重ねてしっかり
固定しよう

2 顔を真上に上げ、口をパクパクさせる

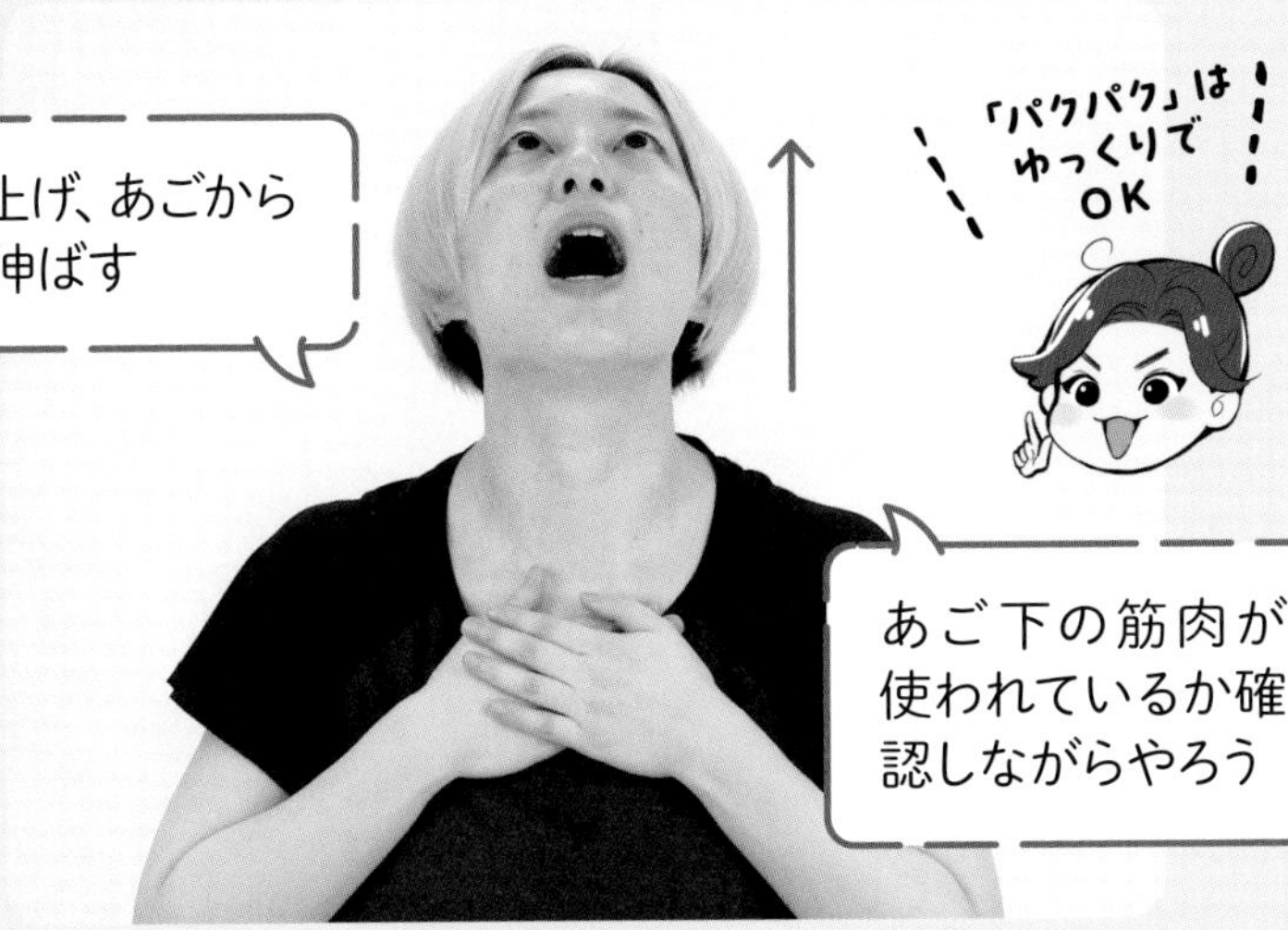
「パクパク」は
ゆっくりで
OK

顔を上げ、あごから
首を伸ばす

あご下の筋肉が
使われているか確
認しながらやろう

3 顔を左上に上げ、口をパクパクさせる

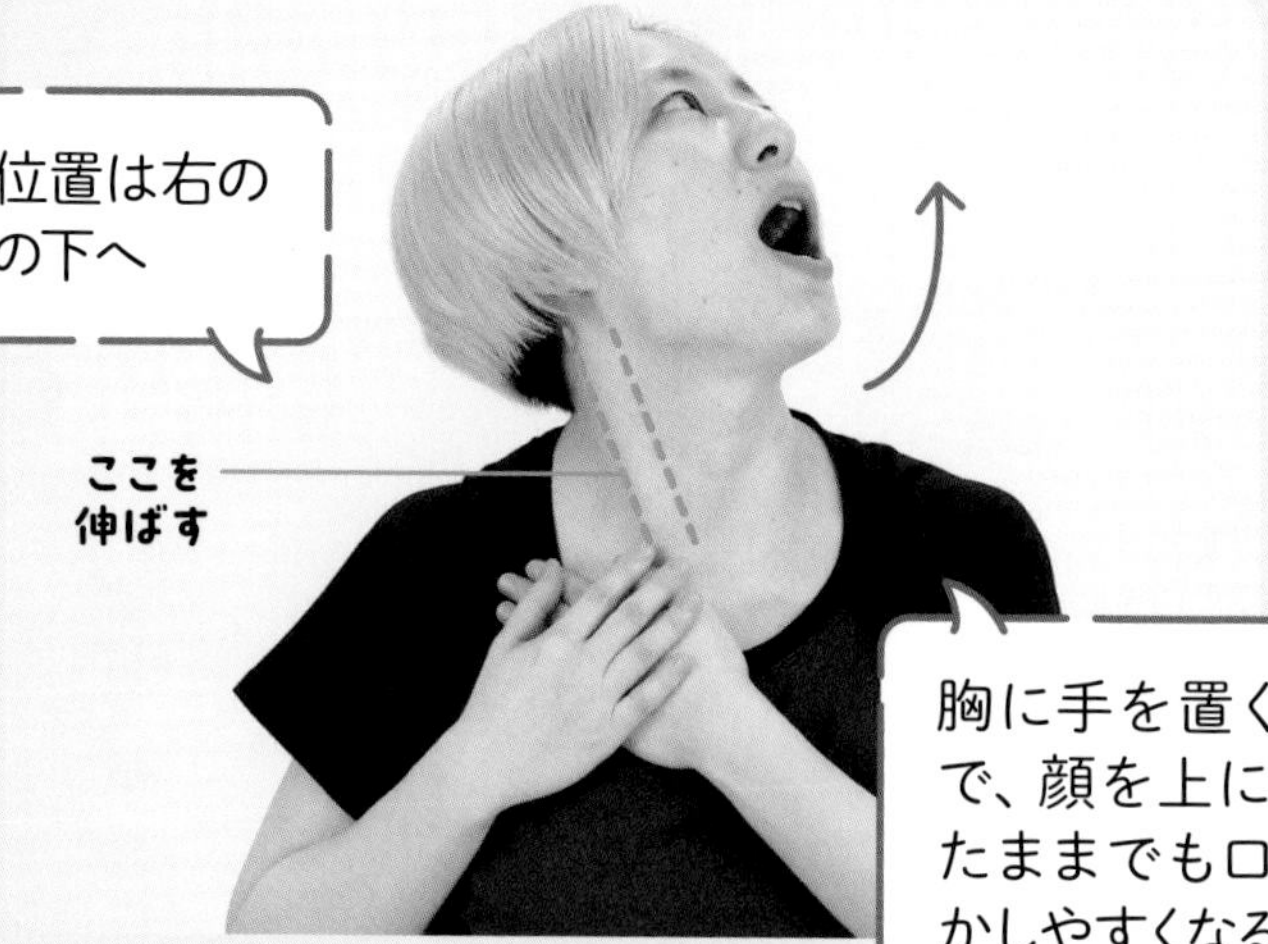
ここを
伸ばす

手の位置は右の鎖骨の下へ

胸に手を置くことで、顔を上に向けたままでも口を動かしやすくなる

4 顔を右上に上げ、口をパクパクさせる

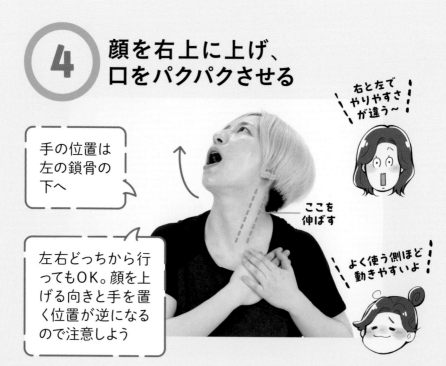

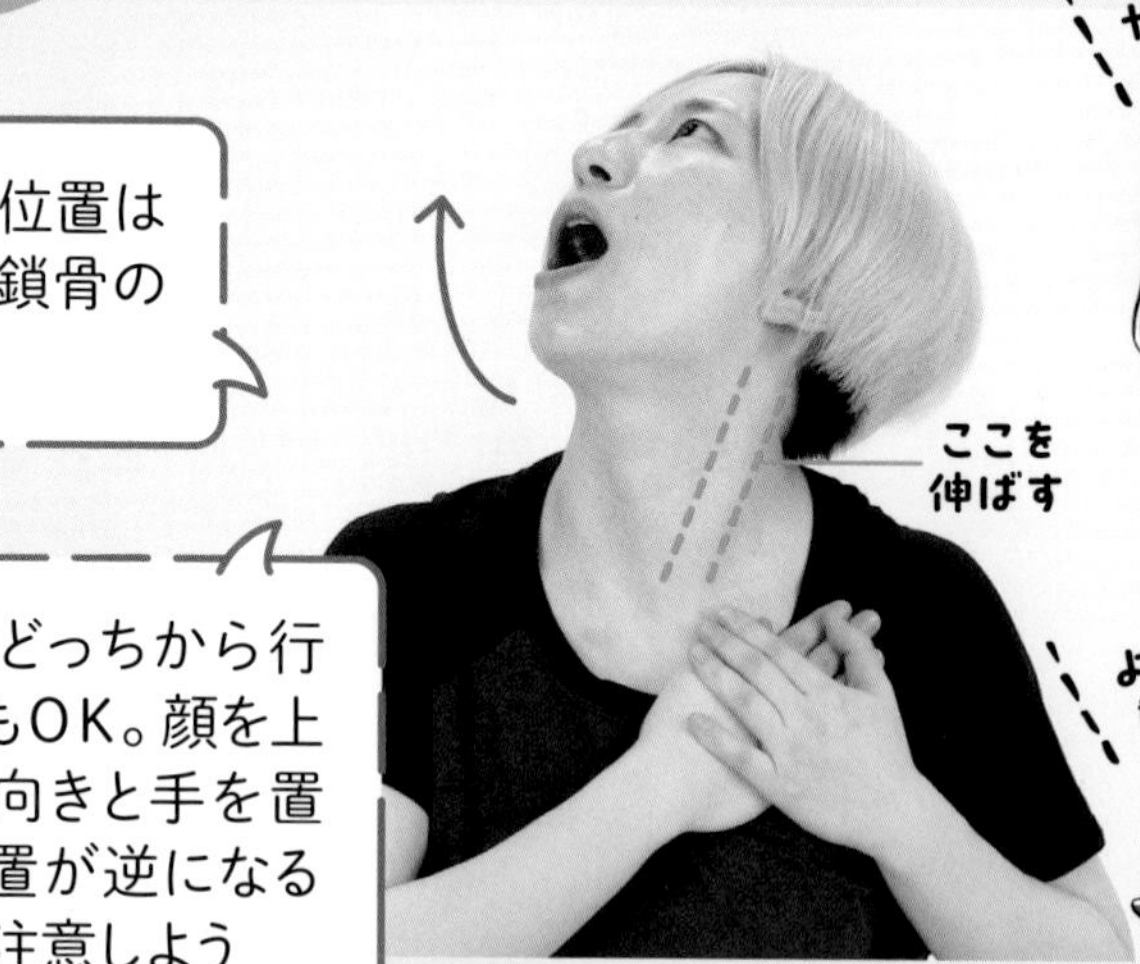
ここを
伸ばす

手の位置は左の鎖骨の下へ

左右どっちから行ってもOK。顔を上げる向きと手を置く位置が逆になるので注意しよう

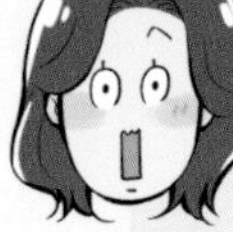
右と左でやりやすさが違う～

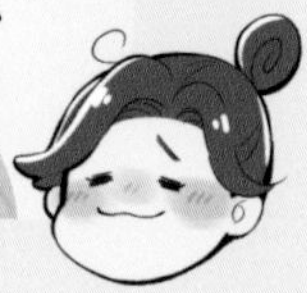
よく使う側ほど動きやすいよ

あご下がきつい？ それ“運動”不足！

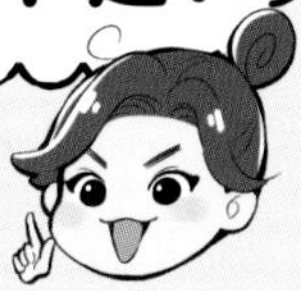

5 あご下に指をあて、顔を上げて口をパクパクさせる

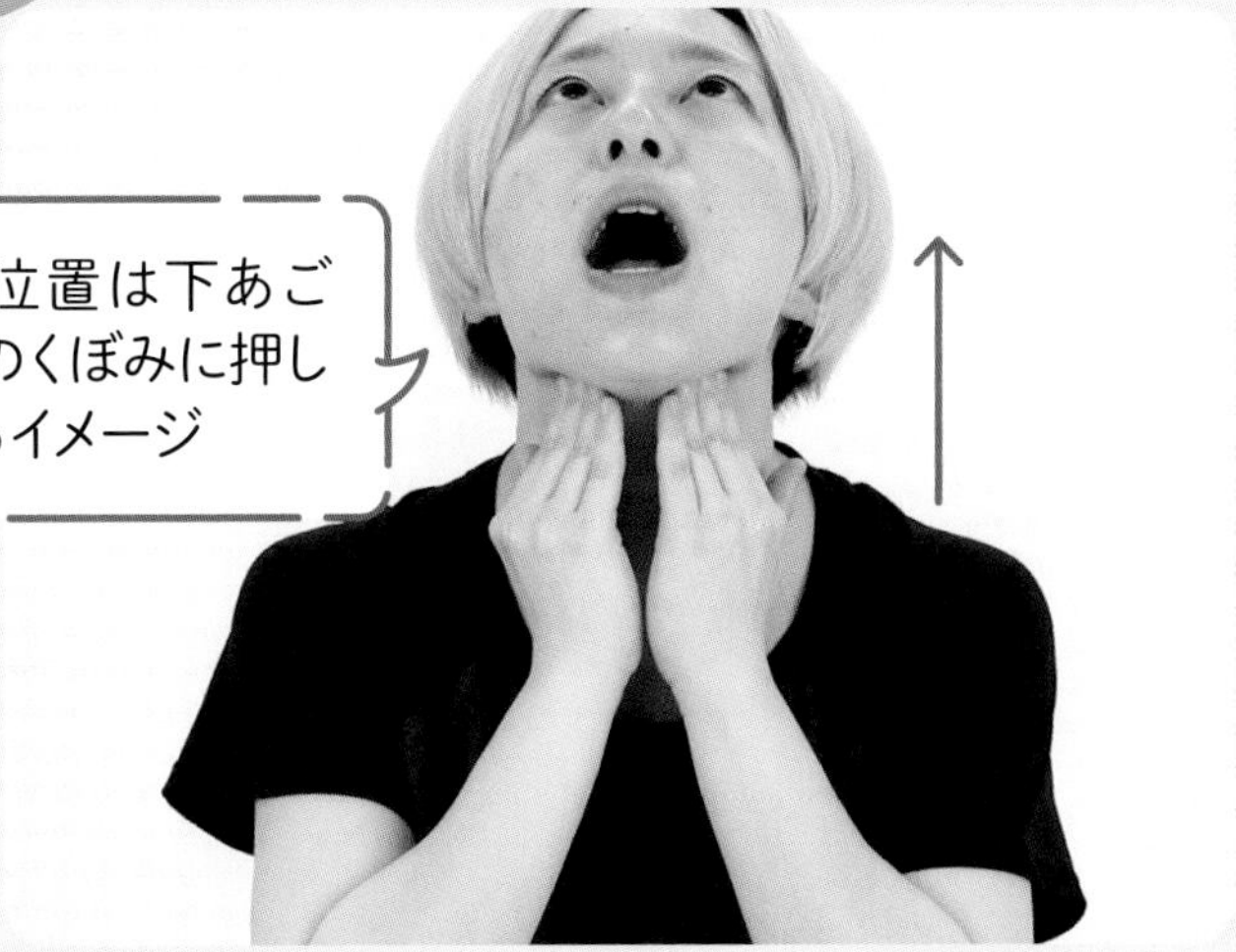
手の位置は下あごの骨のくぼみに押しあてるイメージ

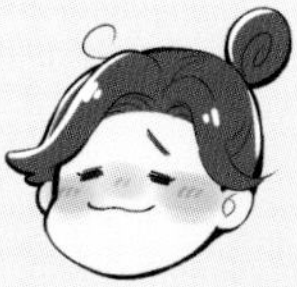
パクパクするとあご下にしっかり圧がかかって気持ちいいはず！

二重あごを解消するにはほぐすだけでは不十分。このリンパケアではあごから首に向かって伸びる広頚筋《こうけいきん》をほぐしたうえで、口をパクパク動かして〝筋トレ〟を！

もしやってみてけっこうきついと感じたら、ふだんその部分の筋肉がほとんど使われていない、つまり運動不足ということです。

bad!

スマホの見すぎで二重あご？

肩より顔が前に出ることで耳下から首につながる胸鎖乳突筋がゆるみ、二重あごになることも。スマホ操作などで、前かがみになりがちな人は注意。

顔のリンパケア 3 たるみ

ほうれい線やマリオネットラインを撃退！

流す順番はとっても大事！

リンパケアの手順

1. 親指をあご下にあててほぐす　動画0:00～
2. あご周辺からこめかみまで順番にほぐす　動画0:16～
3. おでこをほぐす　動画1:15～
4. ほおを引き上げて流す　動画1:47～

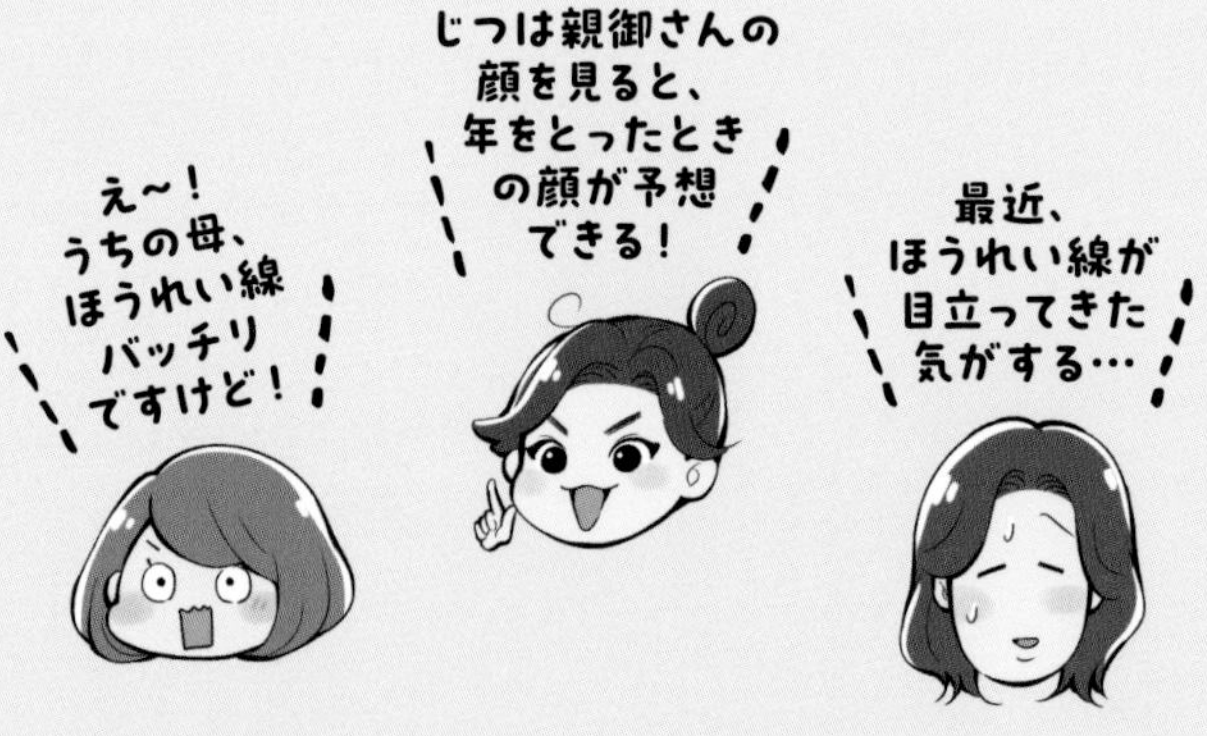
最近、ほうれい線が目立ってきた気がする…
じつは親御さんの顔を見ると、年をとったときの顔が予想できる！
え～！うちの母、ほうれい線バッチリですけど！

最初に動画をCheck!

己の拳《こぶし》でたるまない顔をつくるんだ！

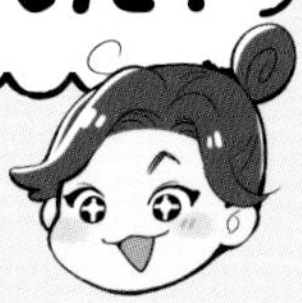

1 親指をあご下にあててほぐす

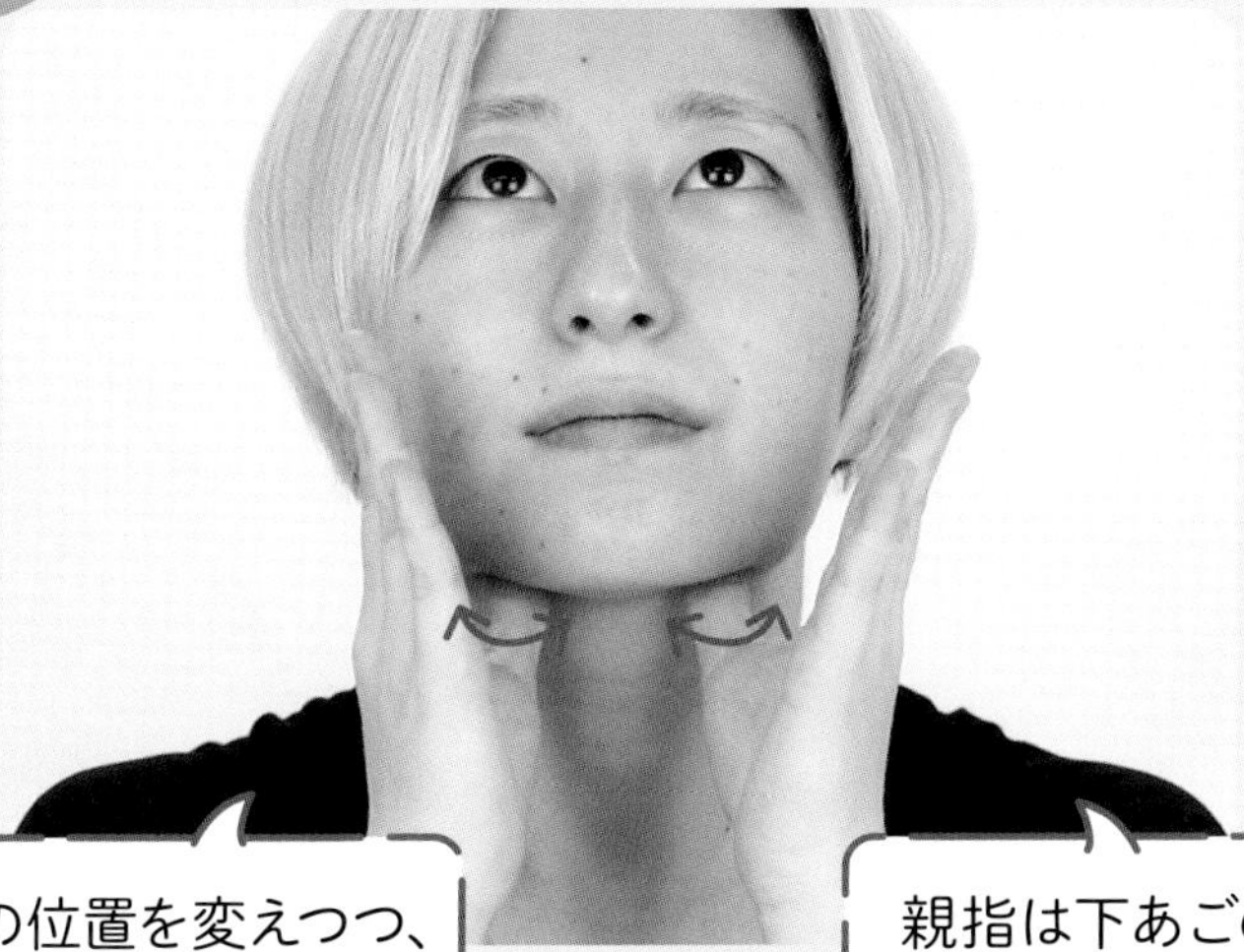

親指の位置を変えつつ、あご下全体がほぐれたと感じればOK

親指は下あごの骨のくぼみにフィットさせよう

このケアのポイントは顔の筋肉に拳（グー）を押しあててゆらすこと。筋肉の奥深くまで、拳をぶっ刺すようイメージで！　ただし拳と顔の皮膚をズラさないように、イタ気持ちいい力加減が目安です。

あごからおでこまで、顔全体をくまなくほぐすこと。拳をゆらしていて「痛～い！」という場所があればそこはほかよりこっているので、少し多めにほぐしておきましょう。

最後にほおの肉を引き上げて、流すリフトアップの動きでたるみによるマリオネットラインも改善！

口角から
あごに向かって
伸びるラインが
マリオネット
ラインよ！

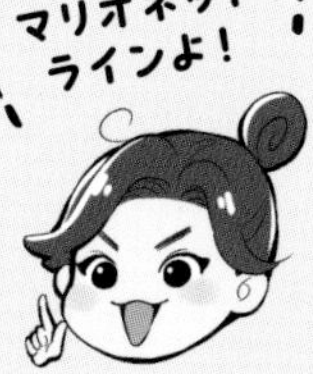

② あご周辺からこめかみまで順番にほぐす

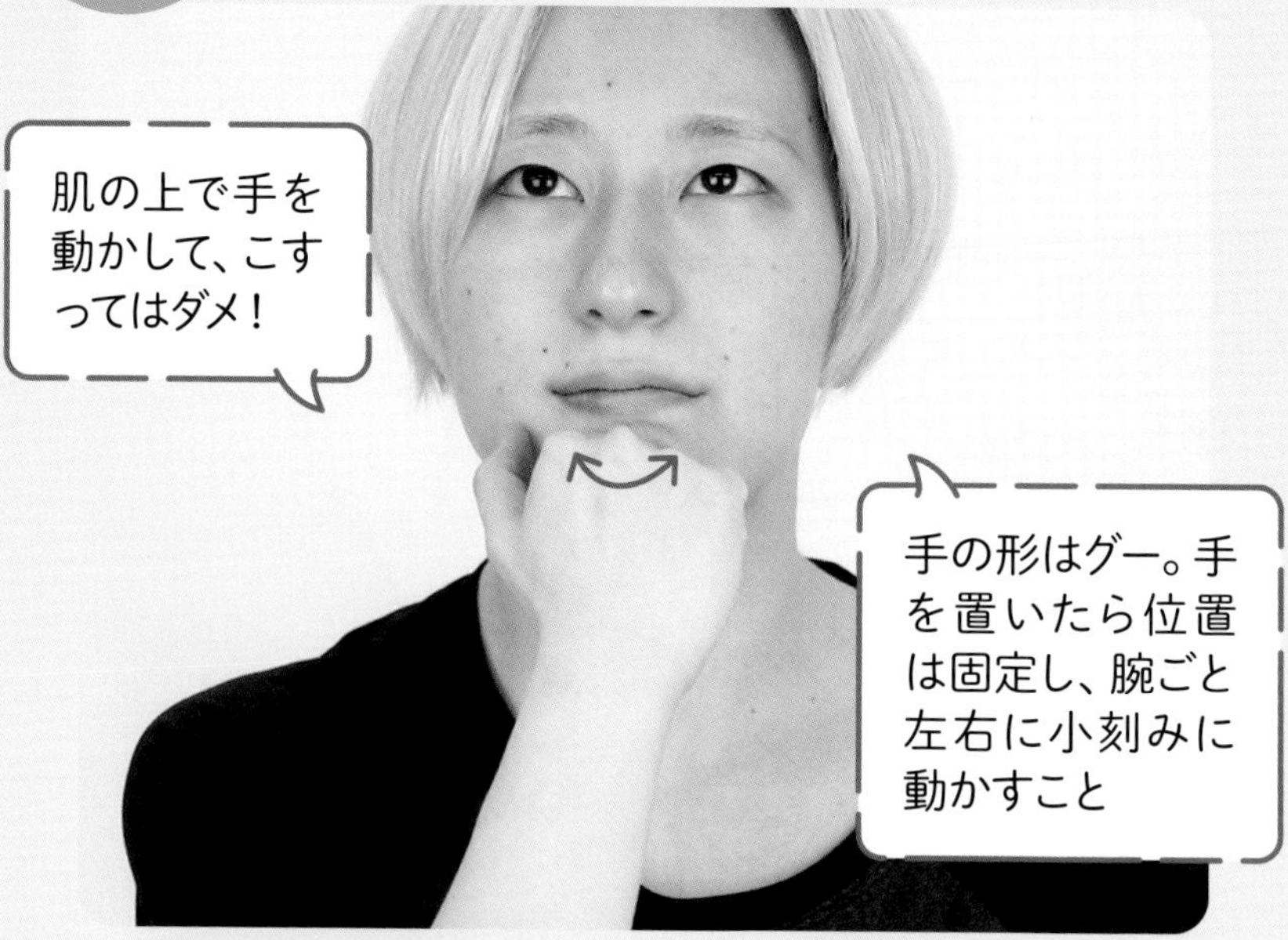
肌の上で手を動かして、こすってはダメ！
手の形はグー。手を置いたら位置は固定し、腕ごと左右に小刻みに動かすこと

顔のほぐし方MAP

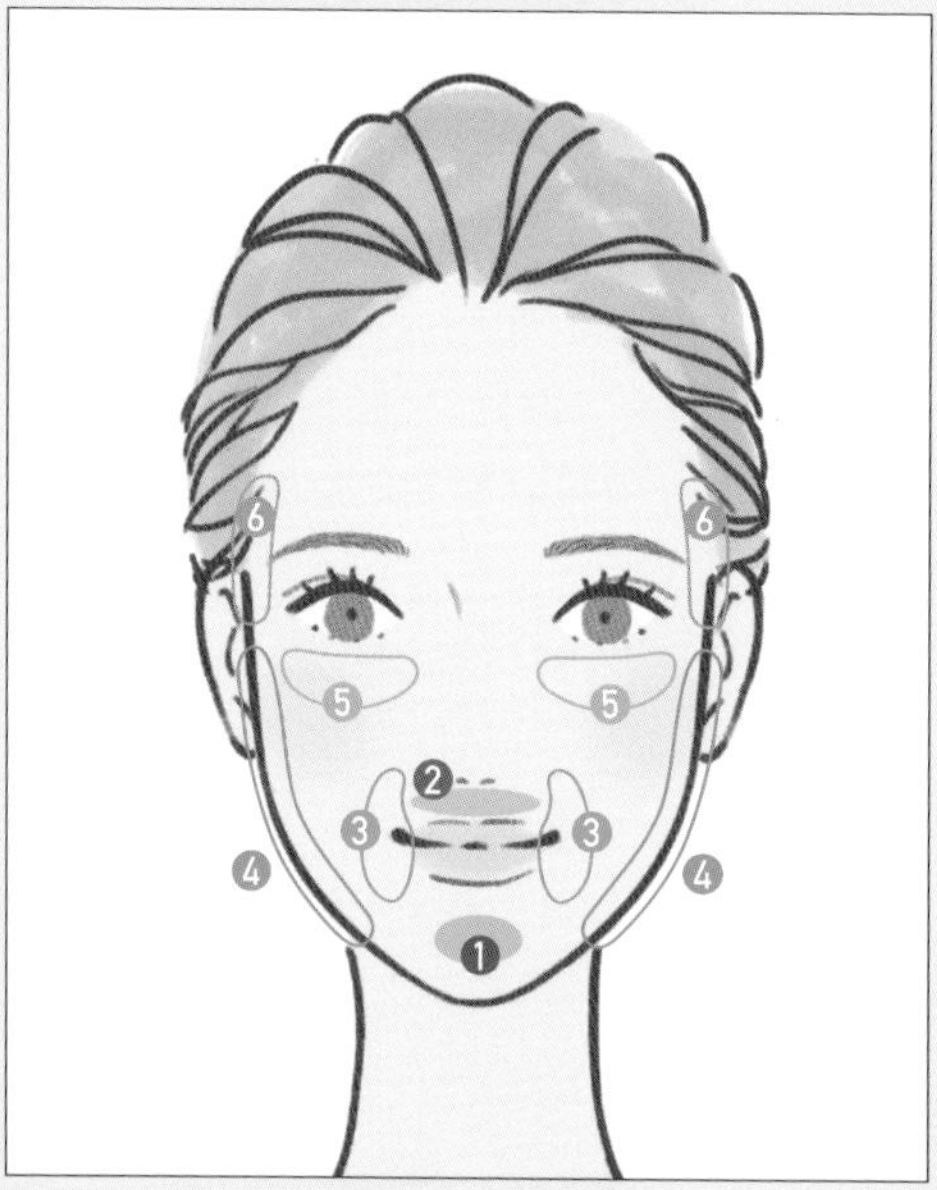

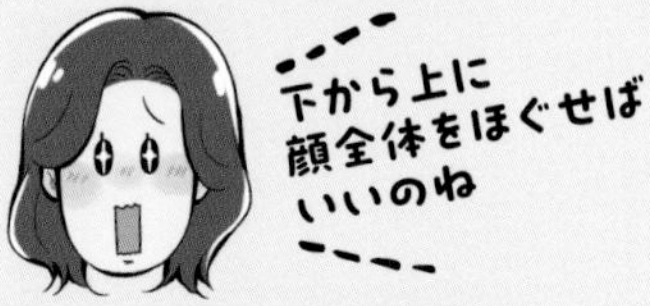
下から上に顔全体をほぐせばいいのね

ほぐす順番

①あご
▼
②鼻の下
▼
③唇の横、ほうれい線
▼
④顔の側面
▼
⑤ほお骨の上
▼
⑥こめかみ

③ おでこをほぐす

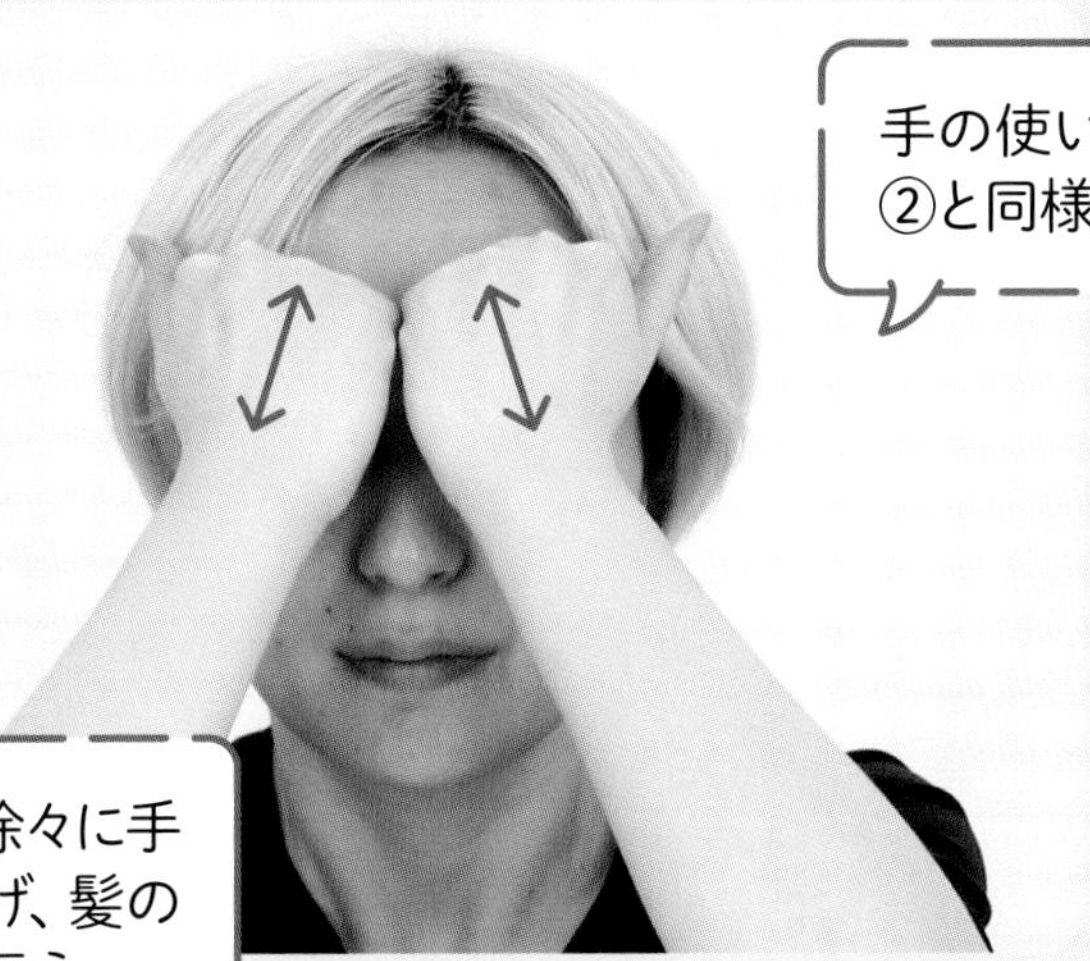

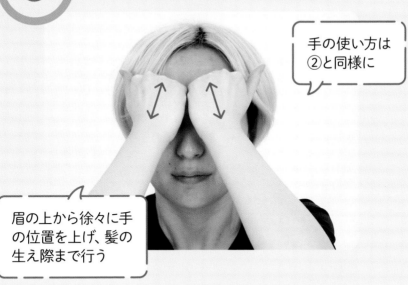

手の使い方は
②と同様に

眉の上から徐々に手の位置を上げ、髪の生え際まで行う

④ ほおを引き上げて流す

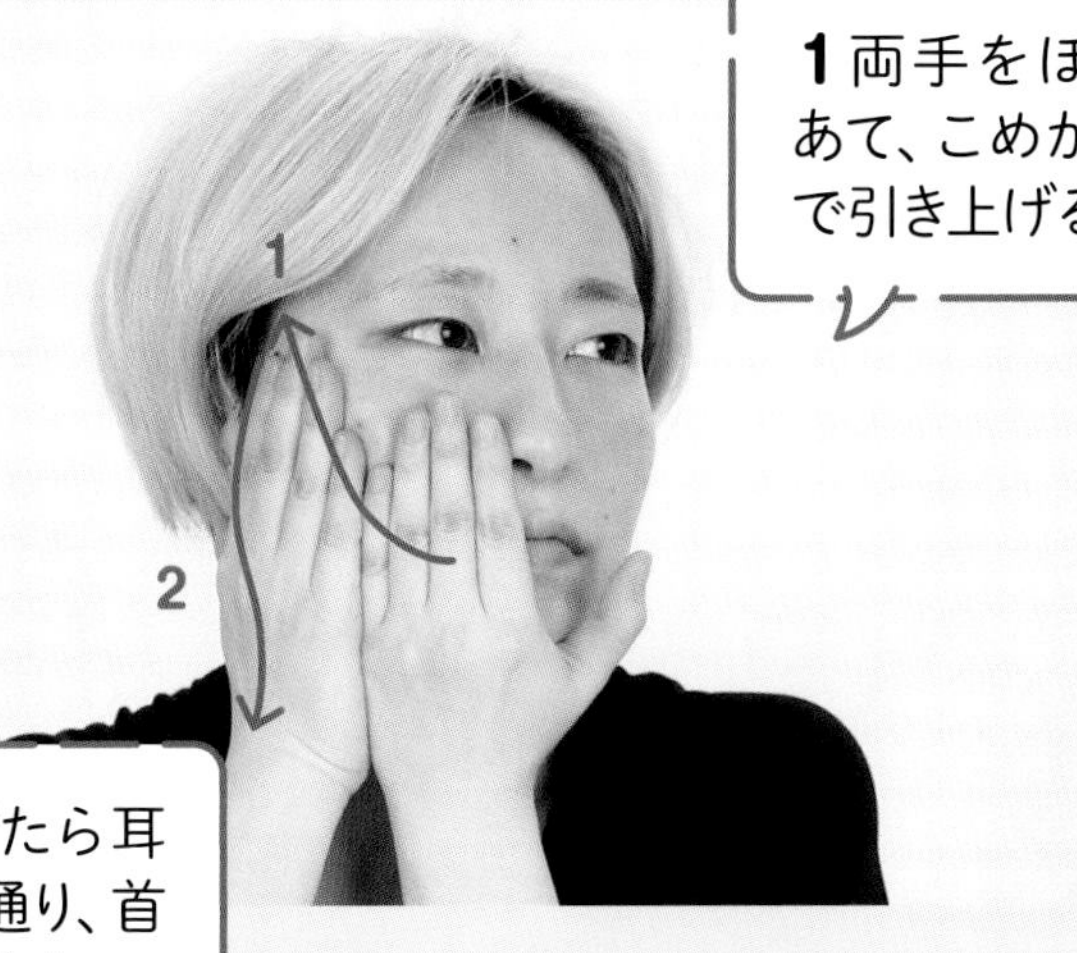

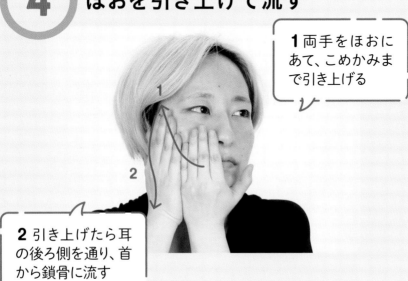

1 両手をほおにあて、こめかみまで引き上げる

2 引き上げたら耳の後ろ側を通り、首から鎖骨に流す

Special
ケア

頭皮ケア

頭皮のたるみが老け顔をつくることがある！

顔と同じぐらい面積がある頭皮は冷えやストレスの影響で硬くなりやすく、意外とむくみやすい！　頭皮は顔とつながっているので、顔もむくんで大きくなるだけでなく、皮膚が伸びてしわとたるみの原因になります。

小顔や美肌、たるみ解消など、顔につながるケアは頭皮の血流をよくすることも大事。ブラッシングする際はブラシを頭皮にしっかりあてて、うなじまでしっかりと。3～5分行うのがおすすめ。

流す順番はとっても大事！

リンパケアの手順

1. 頭頂部をブラッシングする
動画0:00～

2. 側頭部をブラッシングする
動画0:14～

good!

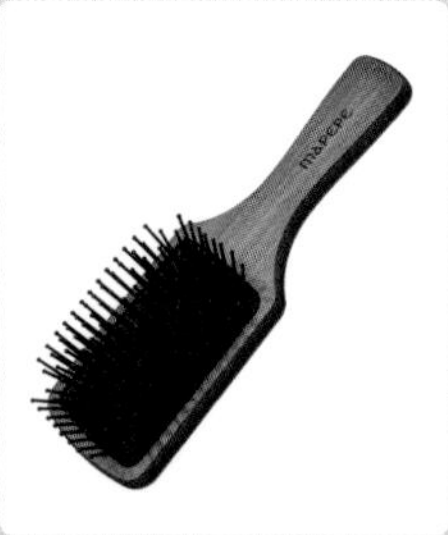

クッション性の高いブラシで行う

頭皮をほどよく刺激したいので土台にクッション性があるブラシを使いましょう。写真のパドルブラシやデンマンブラシが最適です。

最初に動画をCheck!

1 頭頂部をブラッシングする

おでこの髪の生え
際からブラッシング
スタート

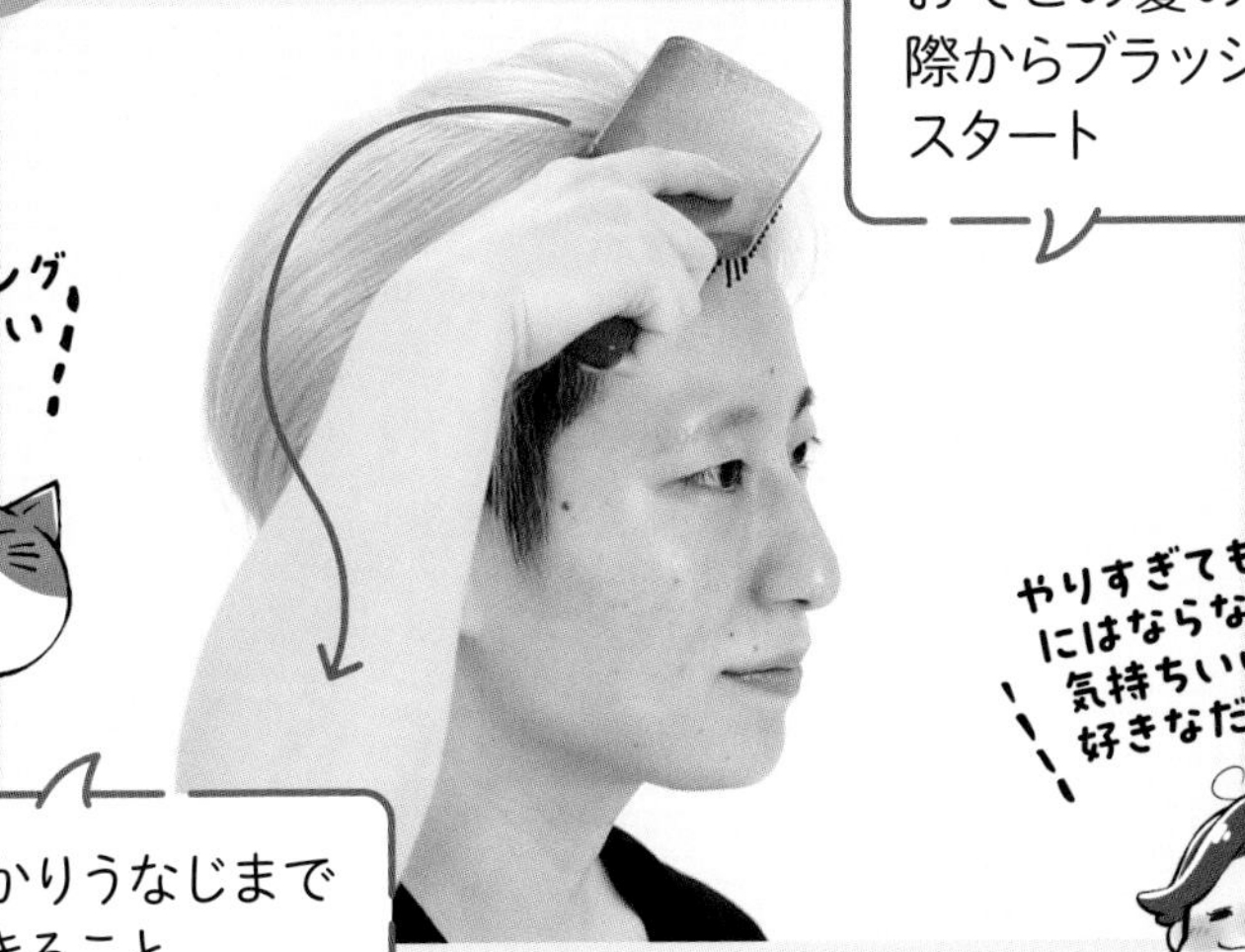

しっかりうなじまで
流しきること

ぼくも
ブラッシング
してほしい
ニャ

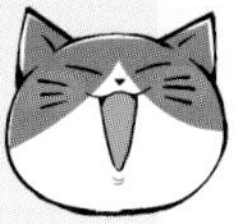

やりすぎてもマイナス
にはならないので、
気持ちいい範囲で
好きなだけどうぞ

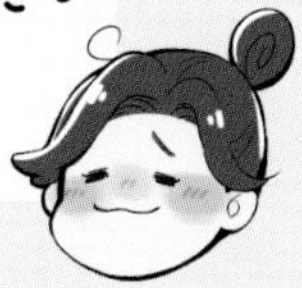

2 側頭部をブラッシングする

手の動かし方は
①と同様

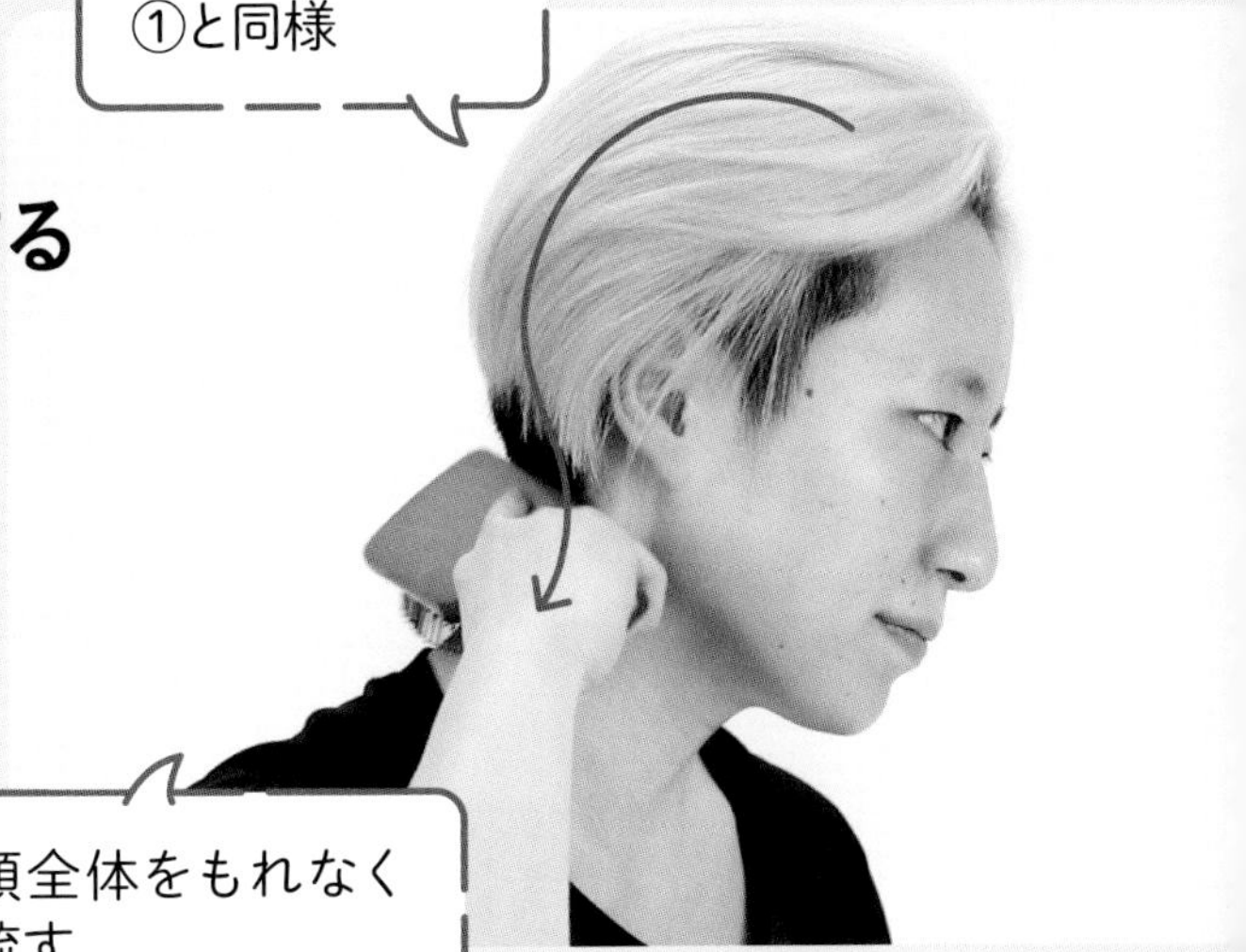

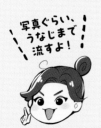

頭全体をもれなく
流す

写真ぐらい、
うなじまで
流すよ！

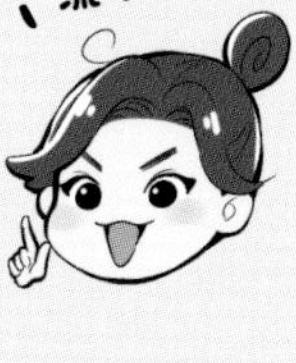

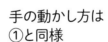

顔のリンパケア 4

深くなる前の早めのケアが必須！

首のしわ

首にしわができる原因はおもに2つ。1つめに筋膜の癒着、2つめに首の関節の動きが硬くなっていること、です。

筋膜とは筋肉を覆っている膜のことで、これが筋肉や皮膚にくっつくことを「癒着」といいます。癒着するとよくない理由は、いったん癒着してしまうと筋肉が硬くなり、血行やリンパの流れが悪化してしまうこと。まずはこの癒着を改善することが第一歩になります（手順①）。

最初に動画を
Check!

流す順番はとっても大事！

リンパケアの手順

1. 皮膚をつまんでほぐす　動画0:00〜
2. 腕を後ろに回して肩周辺をほぐす　両側行います　動画0:13〜
3. 後頭部に圧をかけながら頭を左右に倒す　動画0:42〜
4. 後頭部に圧をかけながら頭を左右に回す　動画0:56〜
5. 後頭部に圧をかけながら頭を前後に動かす　動画1:04〜

つまむと癒着がはがれやすい

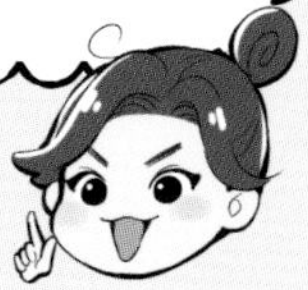

1 皮膚をつまんでほぐす

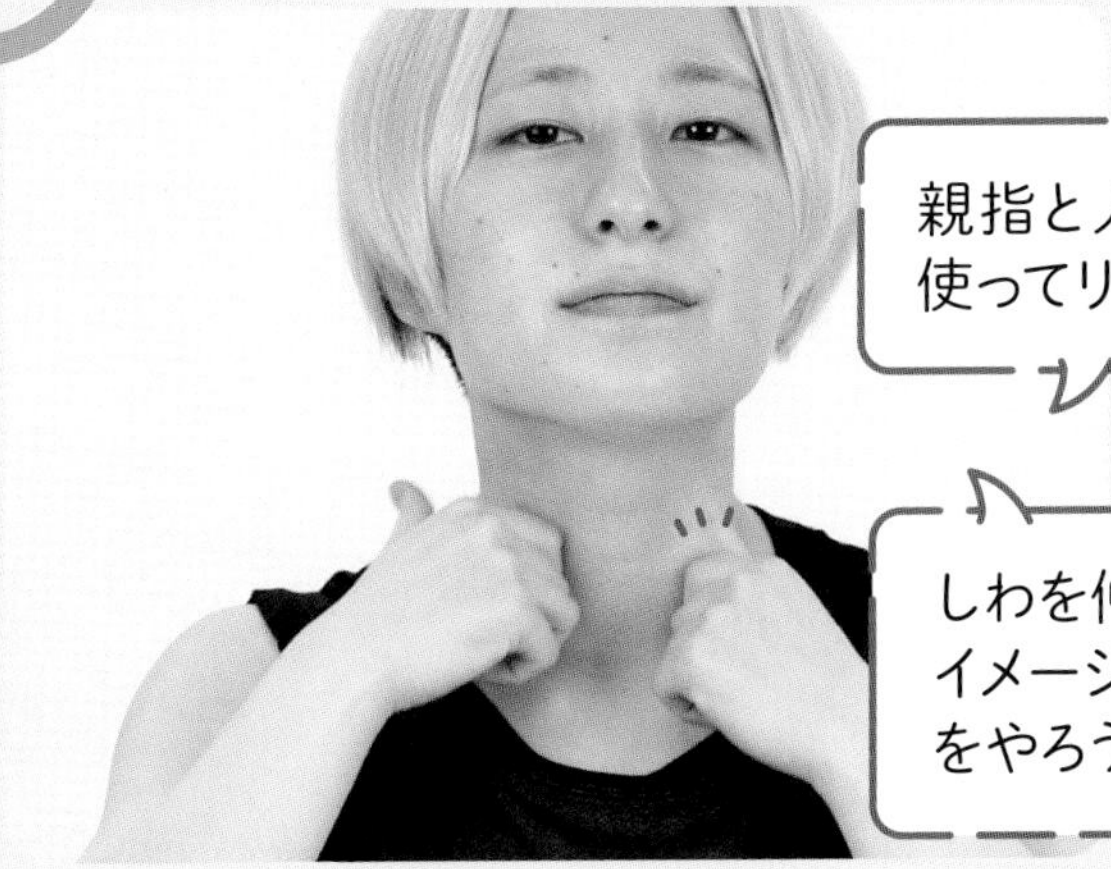

親指と人差し指を
使ってリズミカルに

しわを伸ばすような
イメージで、首全体
をやろう

2 腕を後ろに回して肩周辺をほぐす

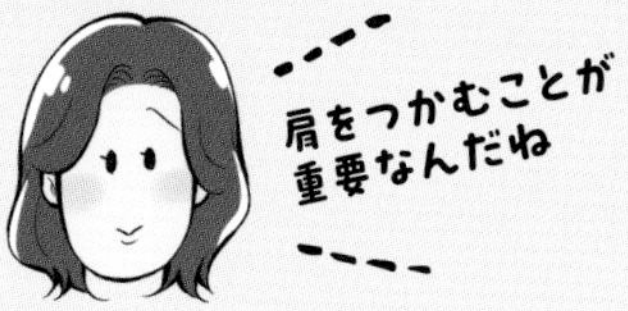
肩をつかむことが
重要なんだね

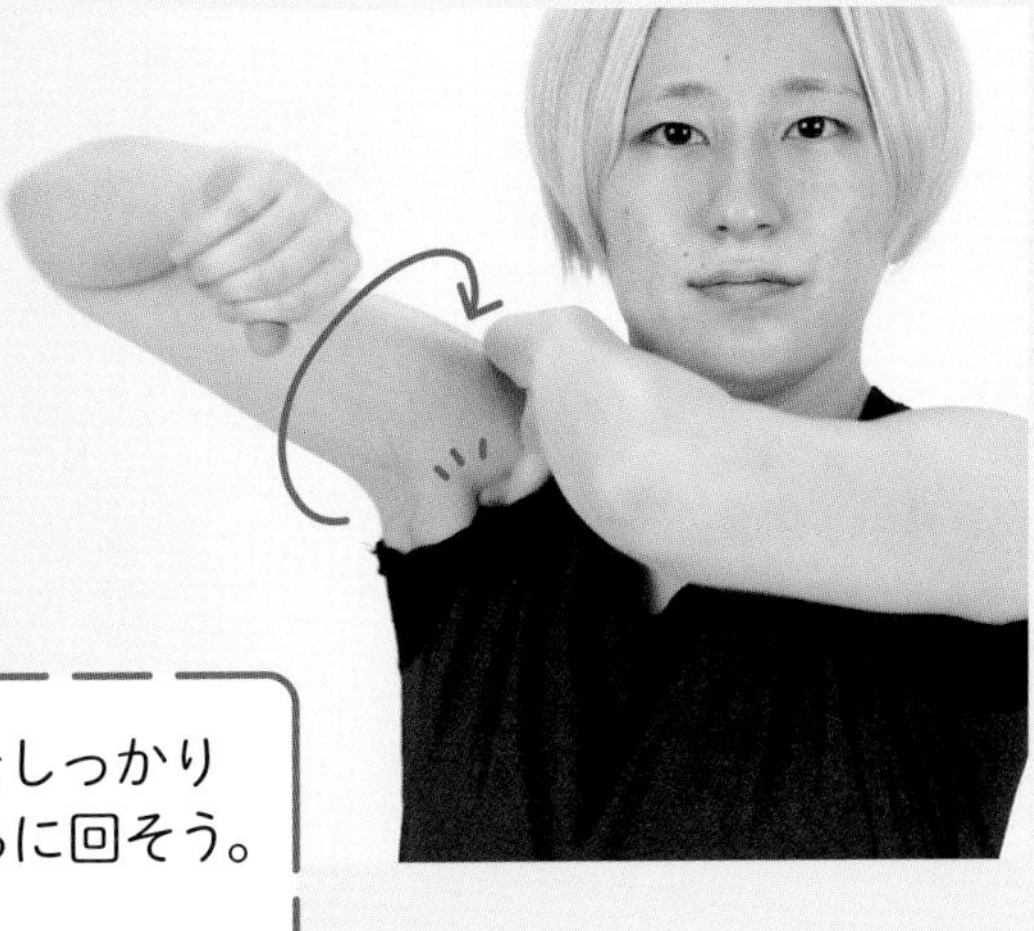

親指をわきにあて、肩をしっかり
つかんだ状態で腕を後ろに回そう。
反対側も行う

3 後頭部に圧をかけながら頭を左右に倒す

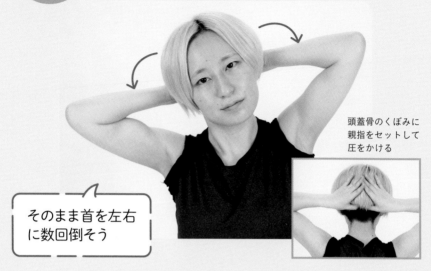

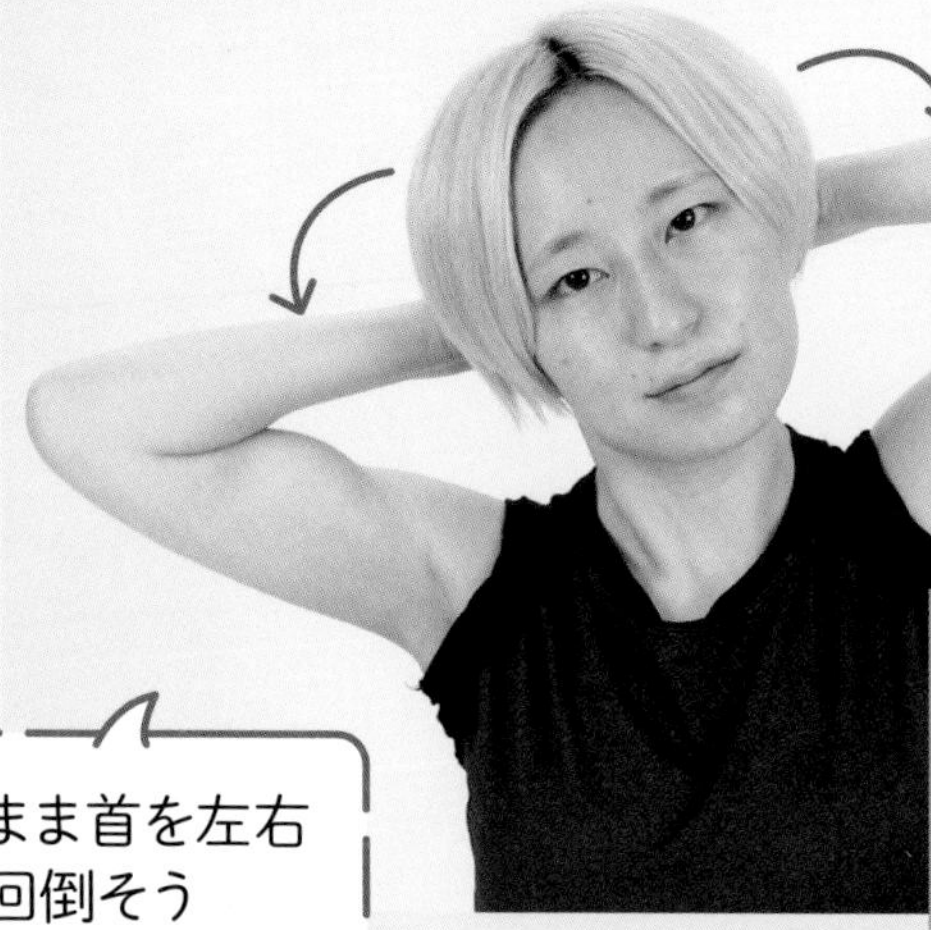

頭蓋骨のくぼみに
親指をセットして
圧をかける

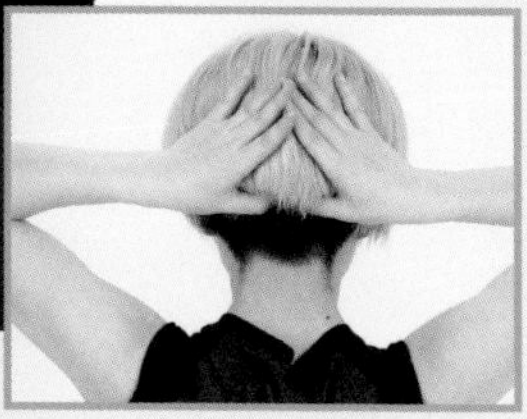

そのまま首を左右
に数回倒そう

4 後頭部に圧をかけながら頭を左右に回す

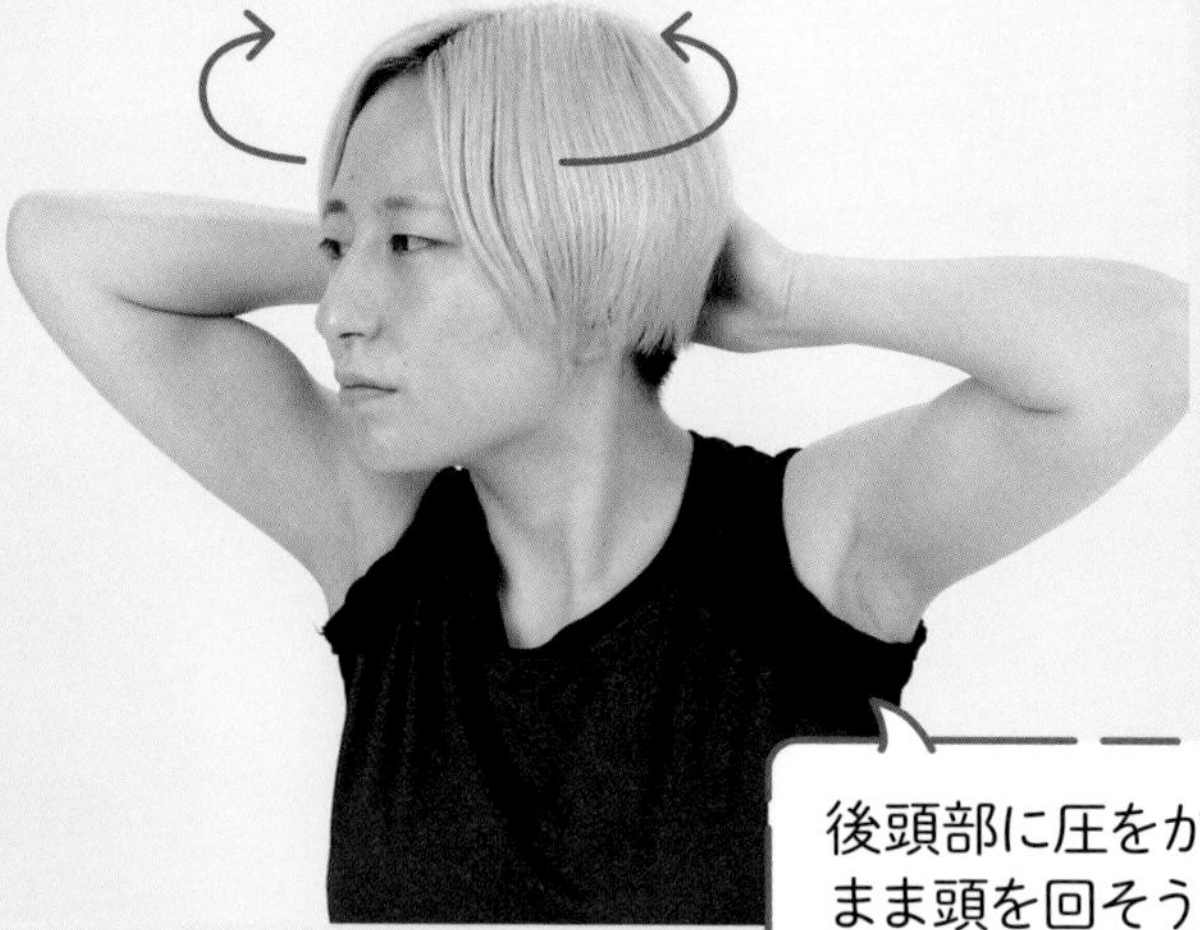

後頭部に圧をかけた
まま頭を回そう

3～5の動きで首の硬さをとってるんだよ

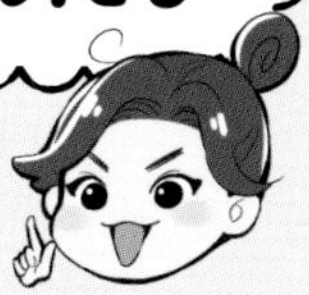

5 後頭部に圧をかけながら頭を前後に動かす

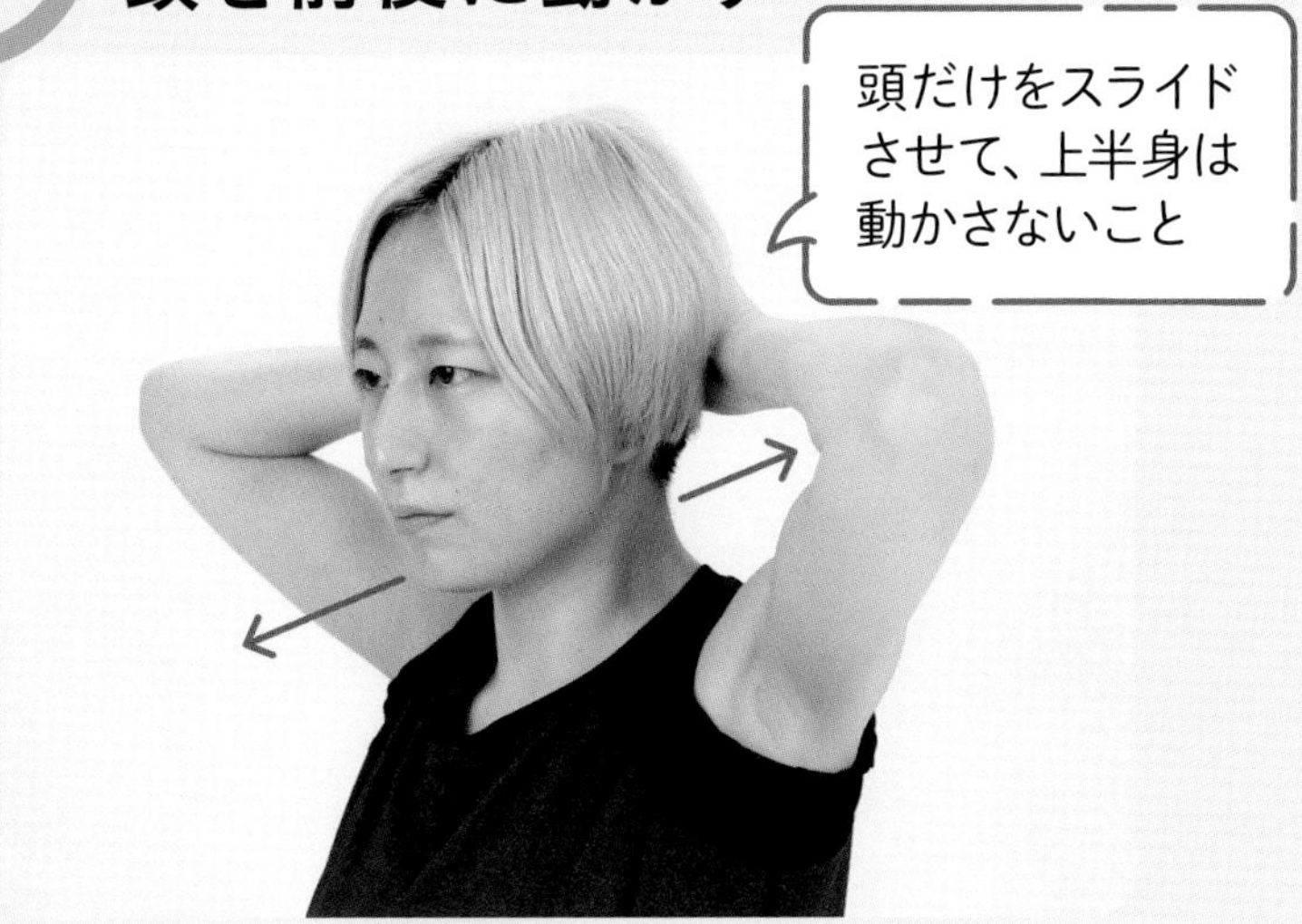
頭だけをスライドさせて、上半身は動かさないこと

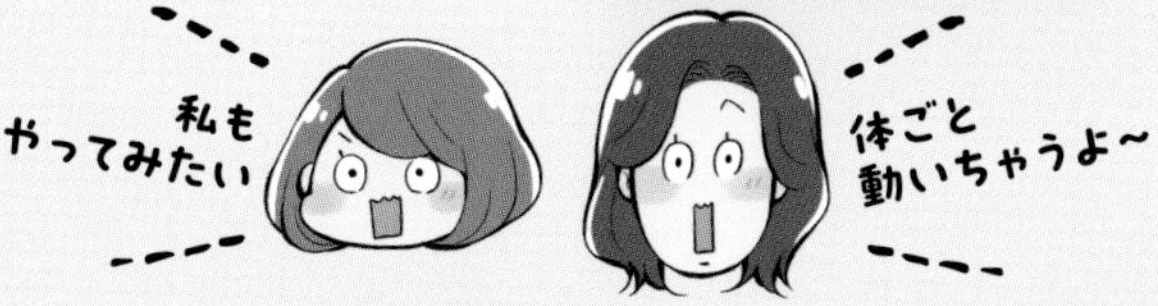
私もやってみたい
体ごと動いちゃうよ～

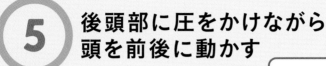

次に肩から首につながる筋肉をほぐしましょう。肩や首の筋肉を自分でもむのって大変じゃないですか？

そこで、腕の関節をガシッとつかんで回すと、手が疲れることなく、肩から首の筋肉をほぐすことができるんです（手順②）。

最後に、首の骨を一つひとつ動かすイメージで首のエクササイズを行います（手順③～⑤）。首を動かすときは、首のいちばん下にあるボコッとした骨を意識しながら動かすこと。後頭部に指で圧をかけながら行うと、首の骨だけをうまく動かすことができます。

顔のリンパケア 5

おでこのしわ

おでこまわりの筋肉をほぐして、万年じわを撃退！

最初に動画を
Check!

流す順番はとっても大事！

リンパケアの手順

1 おでこの皮膚をつまんでほぐす 動画0:00～

2 おでこを流す 動画0:31～

3 おでこから生え際に向かって流す 動画0:49～

1 おでこの皮膚をつまんでほぐす

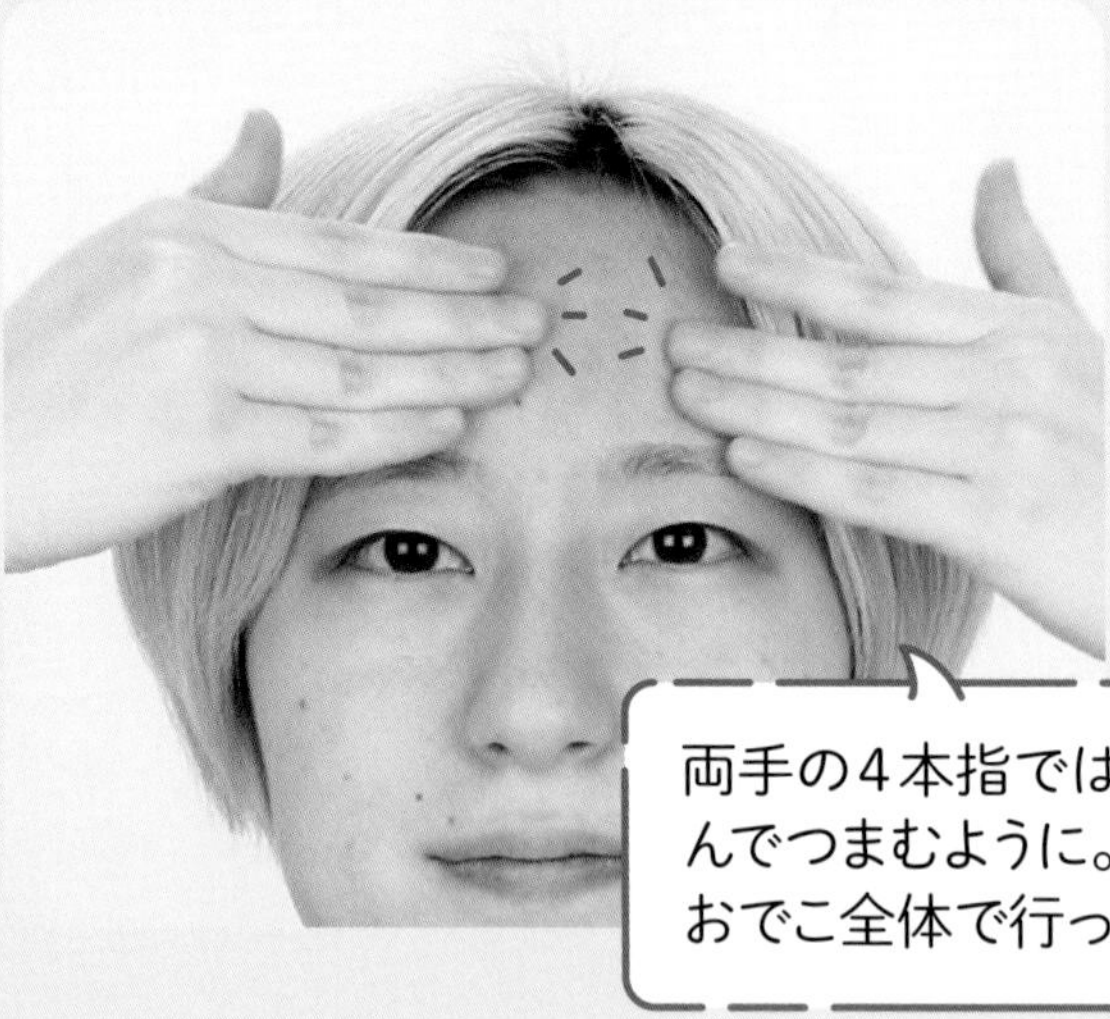

両手の４本指ではさんでつまむように。おでこ全体で行って

② おでこを流す

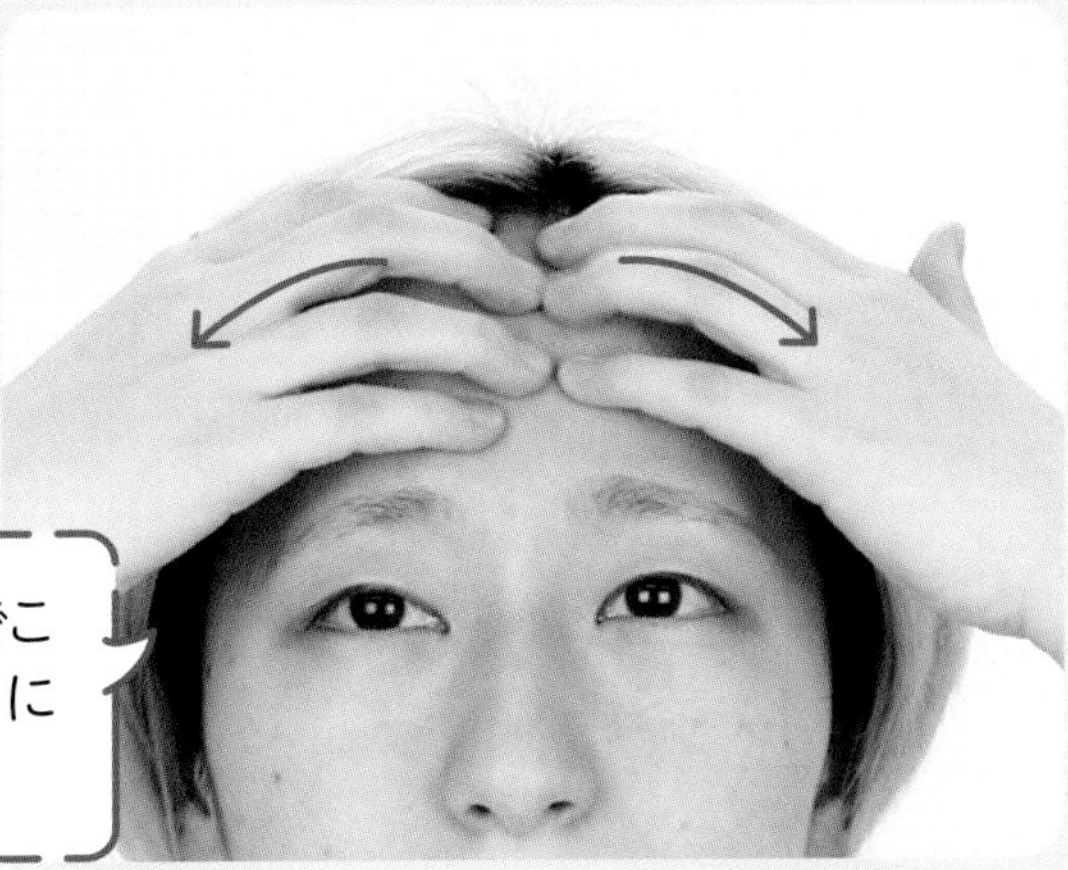

両手の4本指で、おでこの中心からこめかみに向かって流そう

③ おでこから生え際に向かって流す

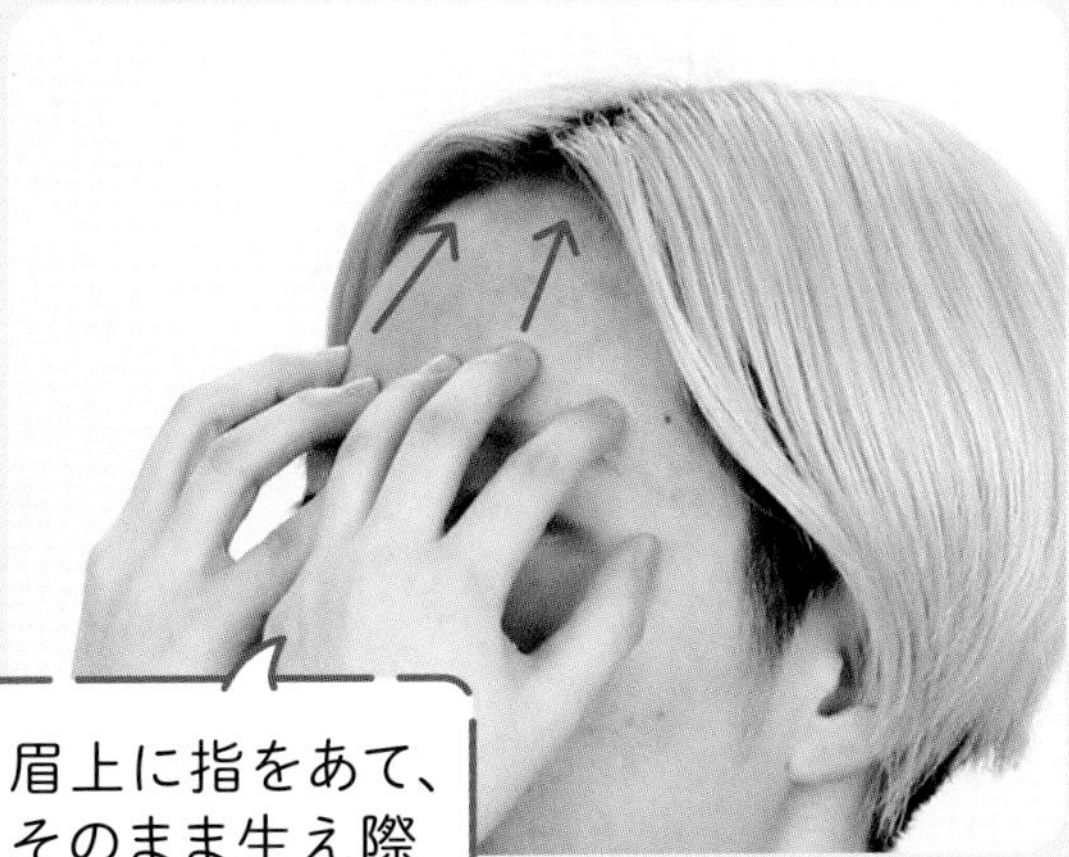

眉上に指をあて、そのまま生え際に向かって指を動かそう

しわ解消の基本は筋膜をほぐすこと。おでこのしわもまずは筋膜の癒着をとることからはじめます。頭皮のたるみも影響しているので、頭皮ケア（78ページ）も一緒に行うと効果的です。

おでこなど、顔のしわはふだんの表情ぐせがつくります。目を開けるときに眉毛とおでこを持ち上げて、無理やりまぶたを持ち上げたりしていませんか？　そのくせはおでこのしわにつながります。今日からやめましょう！

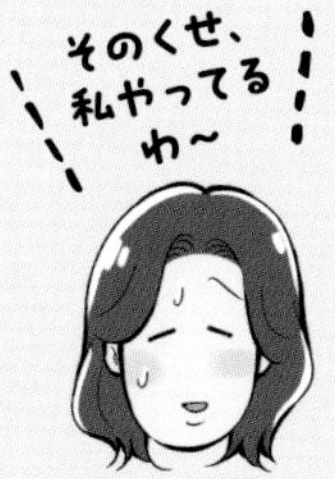

顔のリンパケア 6

小顔

むくみ解消＆プチ骨格矯正のWでケア！

クリーム or オイル 必須

流す順番はとっても大事！

リンパケアの手順

1. 鎖骨の周辺を流す　動画0:00〜
↓
2. 首の筋肉をほぐす　動画0:09〜
①②は両側行います
↓
3. 耳のまわりを流す　動画0:35〜
↓
4. あごのラインを流す　動画0:45〜
↓
5. グーの手で顔全体をほぐす　動画0:57〜
↓
6. 顔の中心から外側に向かって流す　動画1:36〜
↓
7. おでこを流す　動画1:47〜
↓
8. 耳のまわりをもう一度流す　動画1:58〜

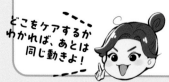

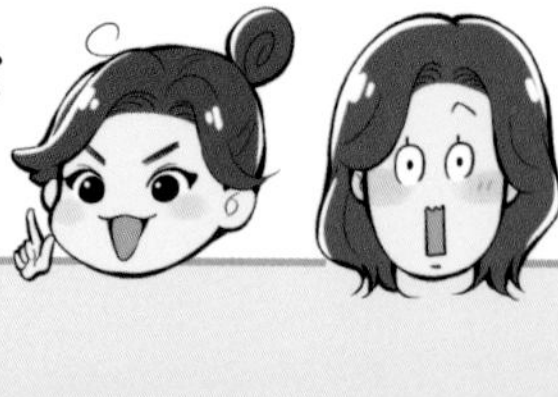

どこをケアするかわかれば、あとは同じ動きよ！
こんなにたくさんできるかな…

最初に動画を
Check!

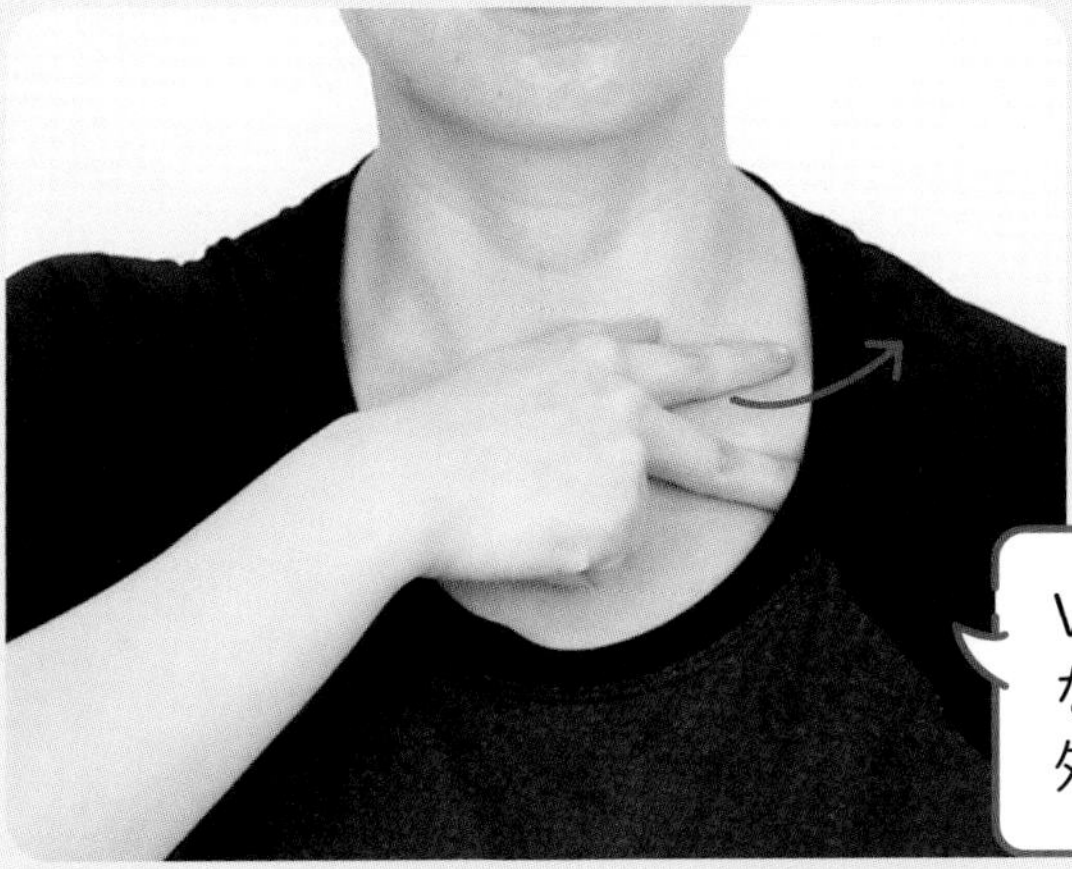

① 鎖骨の周辺を流す

Vの指で鎖骨をはさみながら、体の中心から外側に向かって

② 首の筋肉をほぐす

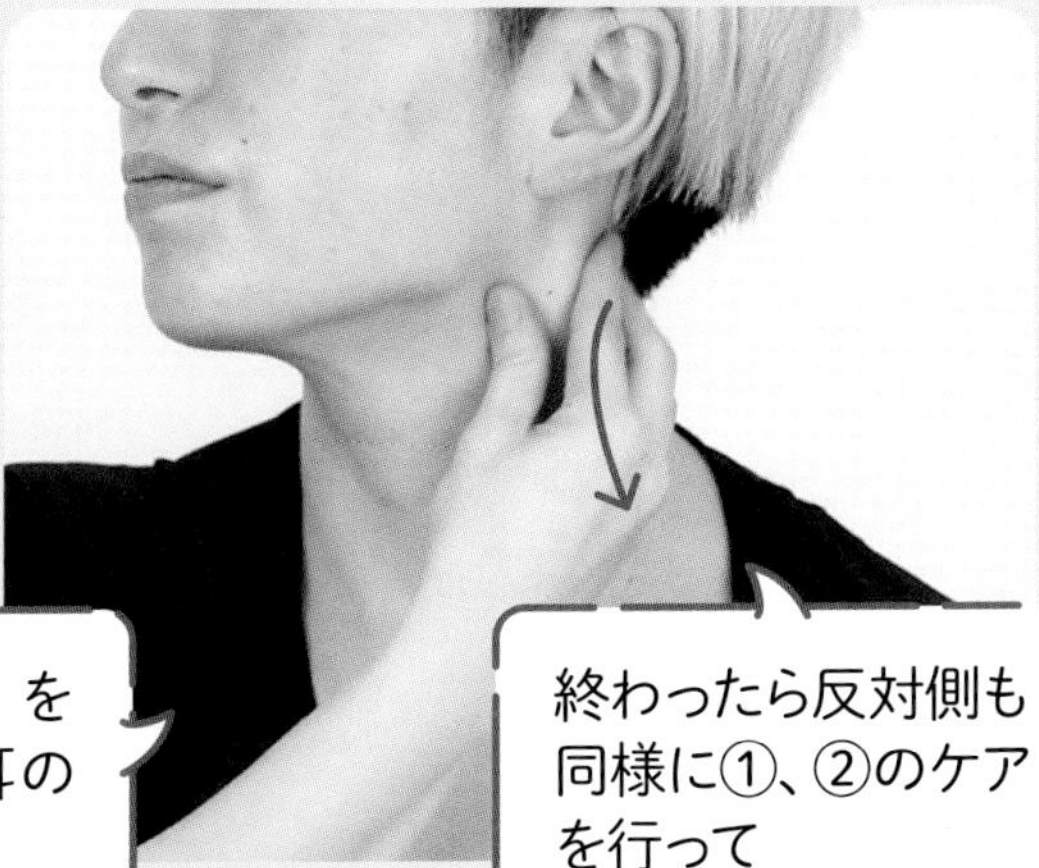

首の筋（胸鎖乳突筋）を手ではさみながら、耳の下から首まで流そう

終わったら反対側も同様に①、②のケアを行って

本来、顔の大きさは骨格で決まりますが、じつはむくみやたるみにより大きく見えることも。フェイスラインを整えるだけで、スッキリ小顔になったりします。

ポイントは耳下から首、鎖骨まわりのリンパを徹底的に流すこと。とくに首には太いリンパ管があり、胸鎖乳突筋という筋肉をほぐすとリンパの流れが急速によくなります。とにかくほぐして、流す。このくり返しが重要！

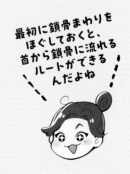

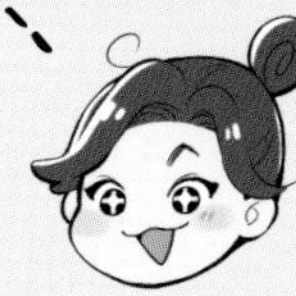
最初に鎖骨まわりを
ほぐしておくと、
首から鎖骨に流れる
ルートができる
んだよね

③ 耳のまわりを流す

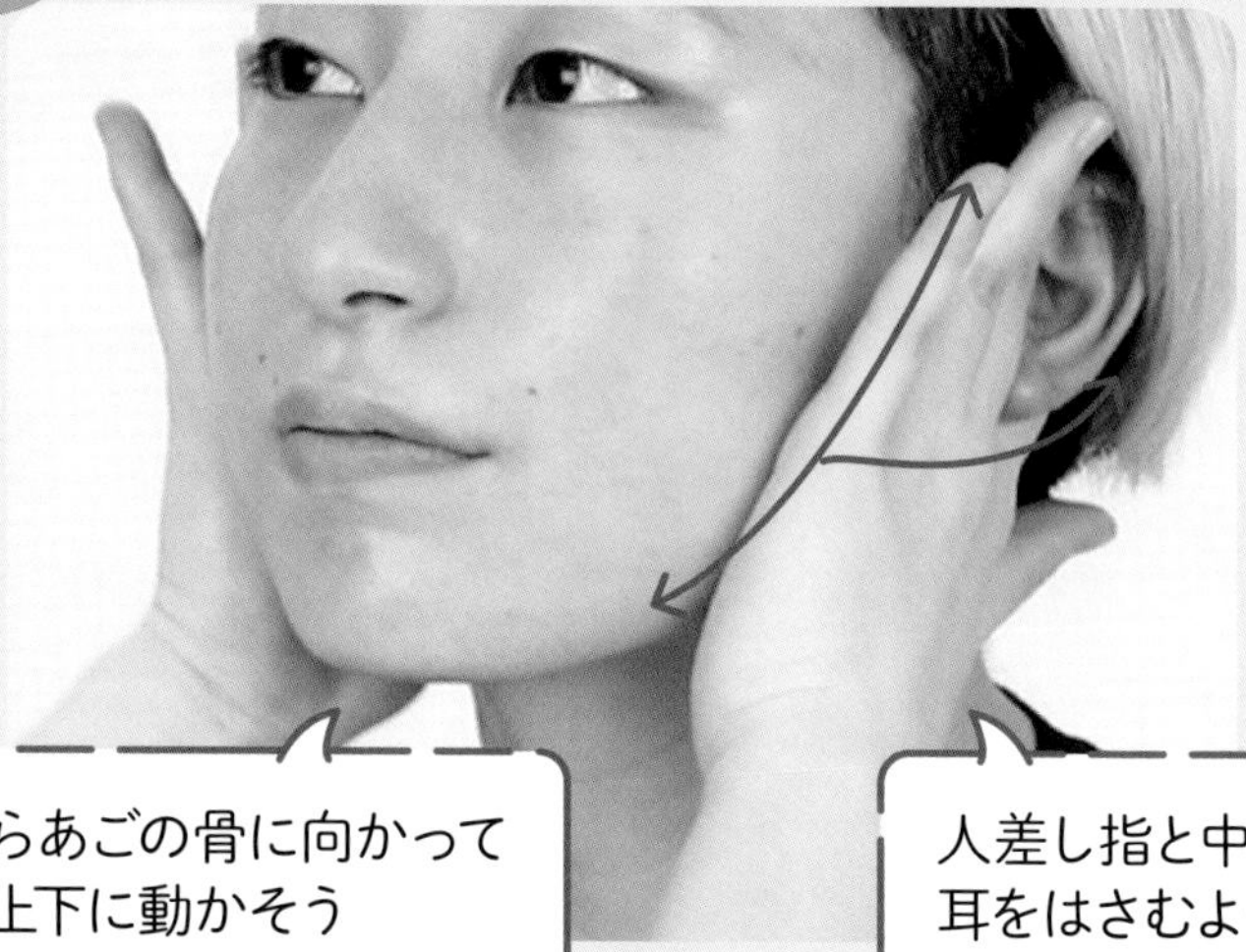
耳からあごの骨に向かって
手を上下に動かそう
人差し指と中指で
耳をはさむように

④ あごのラインを流す

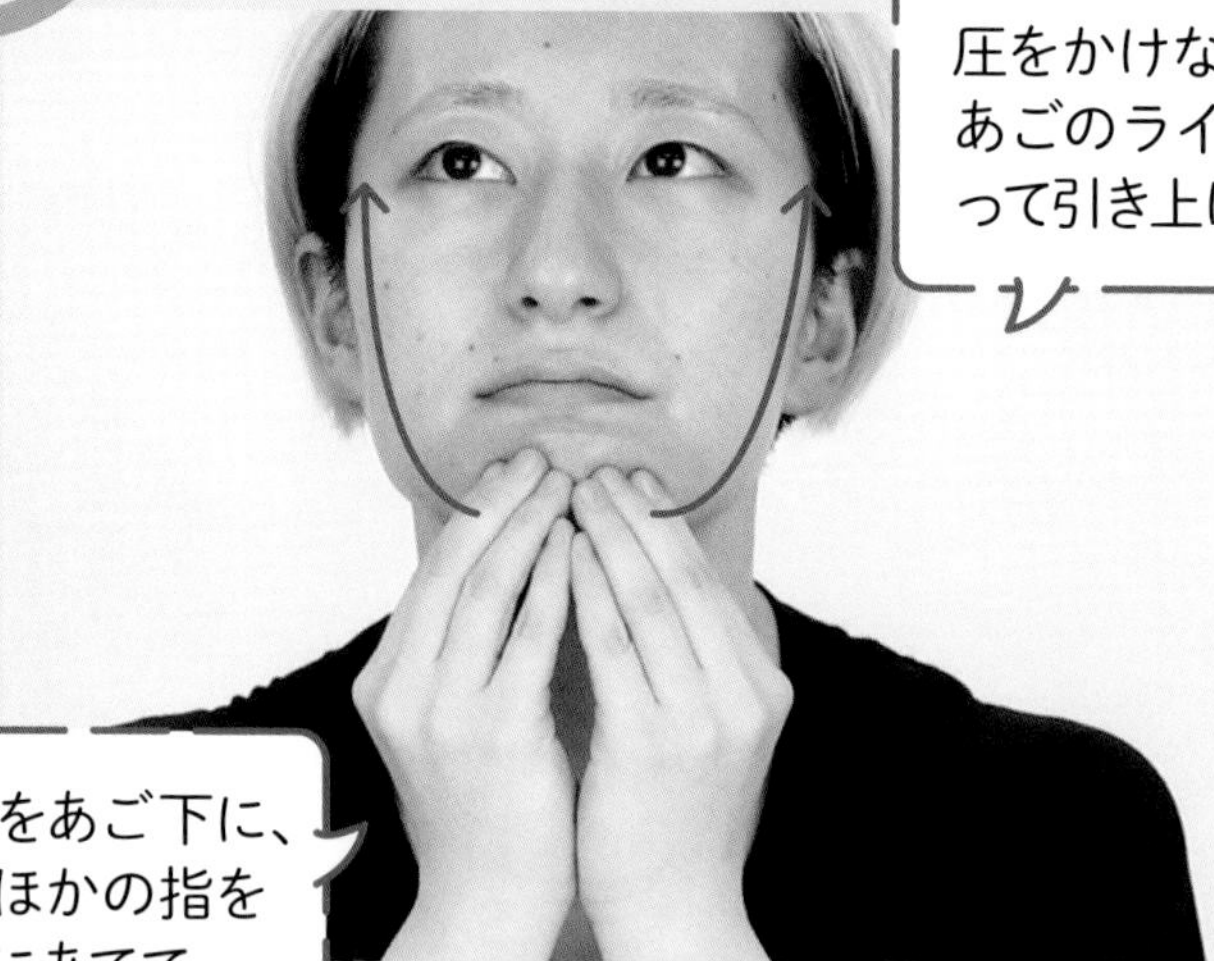
圧をかけながら、
あごのラインにそって引き上げよう
親指をあご下に、
そのほかの指を
あごにあてて

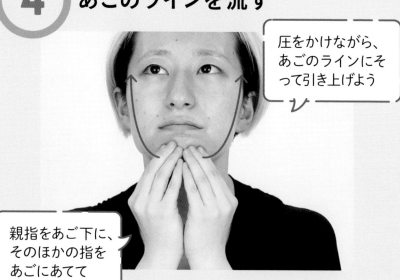

骨格を変えるのは大変だけど、フェイスラインは変えられる！

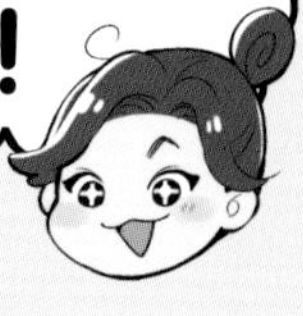

5 グーの手で顔全体をほぐす

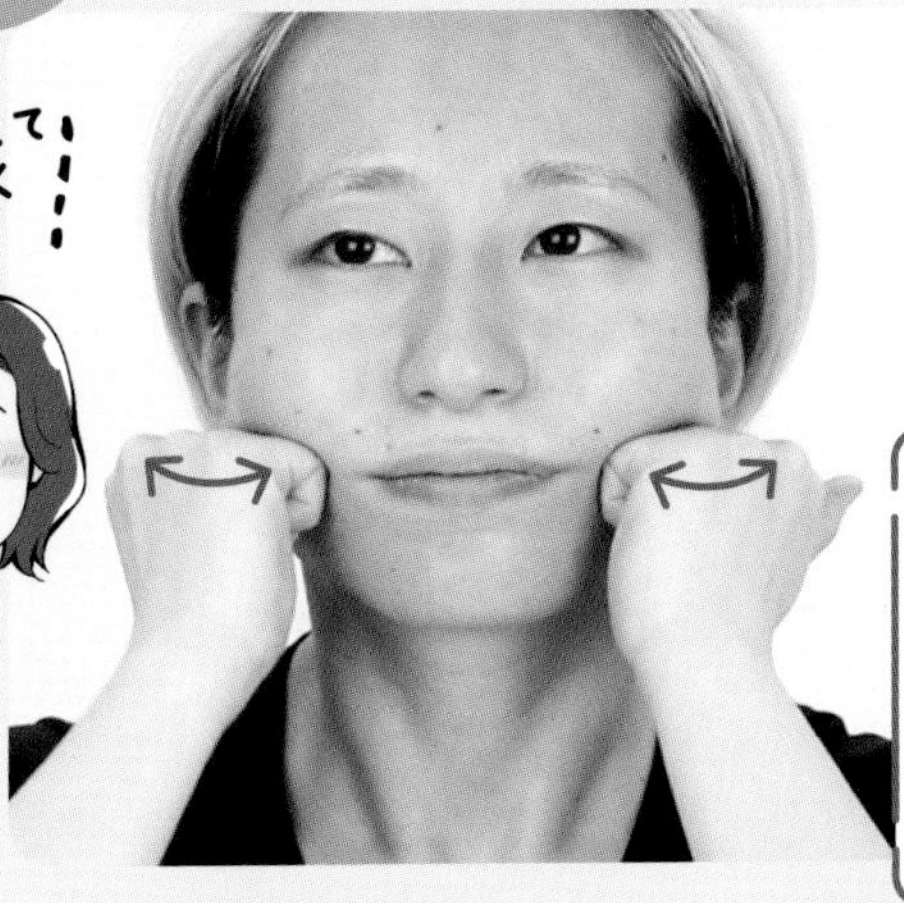

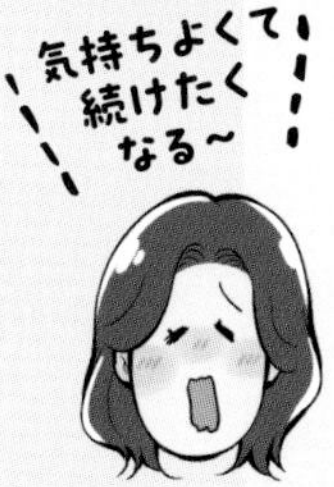

あごからスタートして最後はおでこへ

手の位置は固定したまま、皮膚の上で動かさないこと。腕をゆらして顔全体をほぐそう

顔のほぐし方MAP

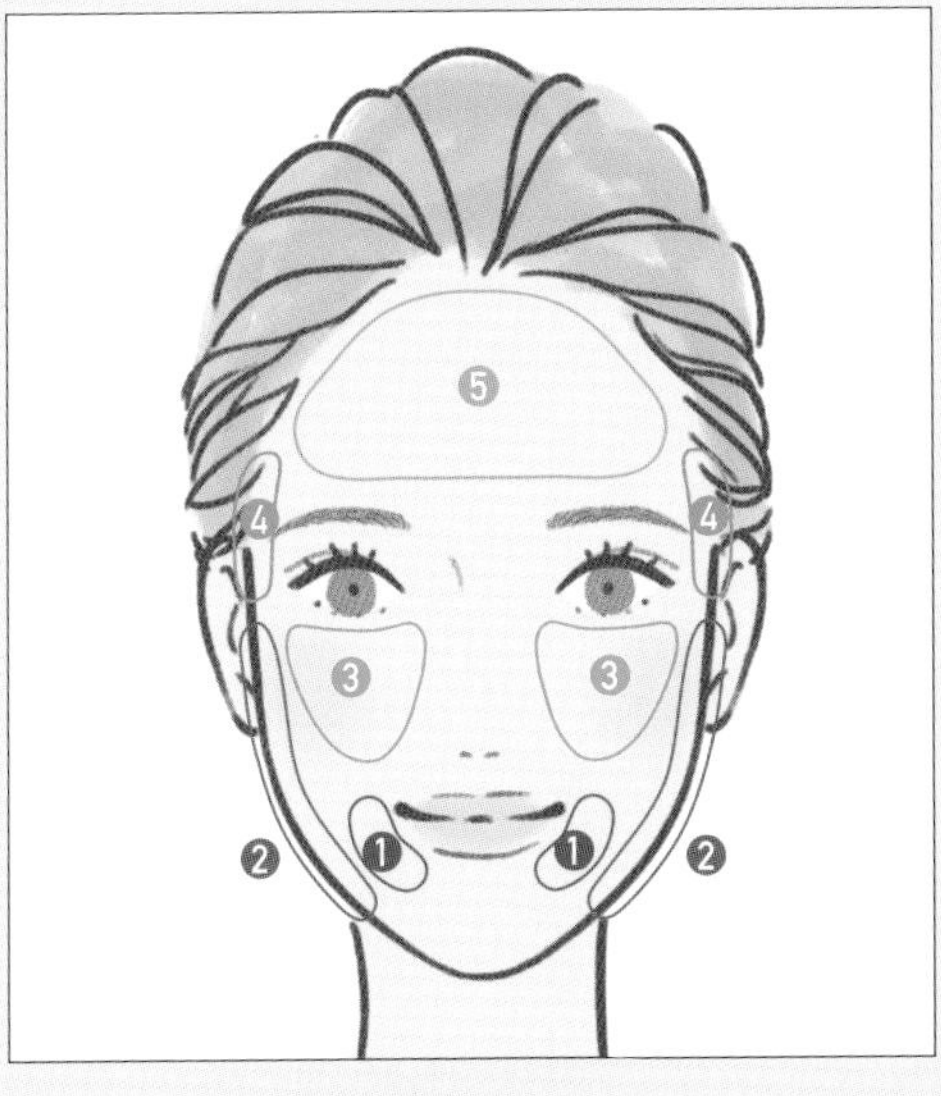

ほぐす順番

①あごの斜め下

▼

②顔の横

▼

③ほお

▼

④こめかみ

▼

⑤おでこ

あごの斜め下、ほお全体、こめかみ、おでこ…と下から上に手の位置を移動させるのがコツ

⑥ 顔の中心から外側に向かって流す

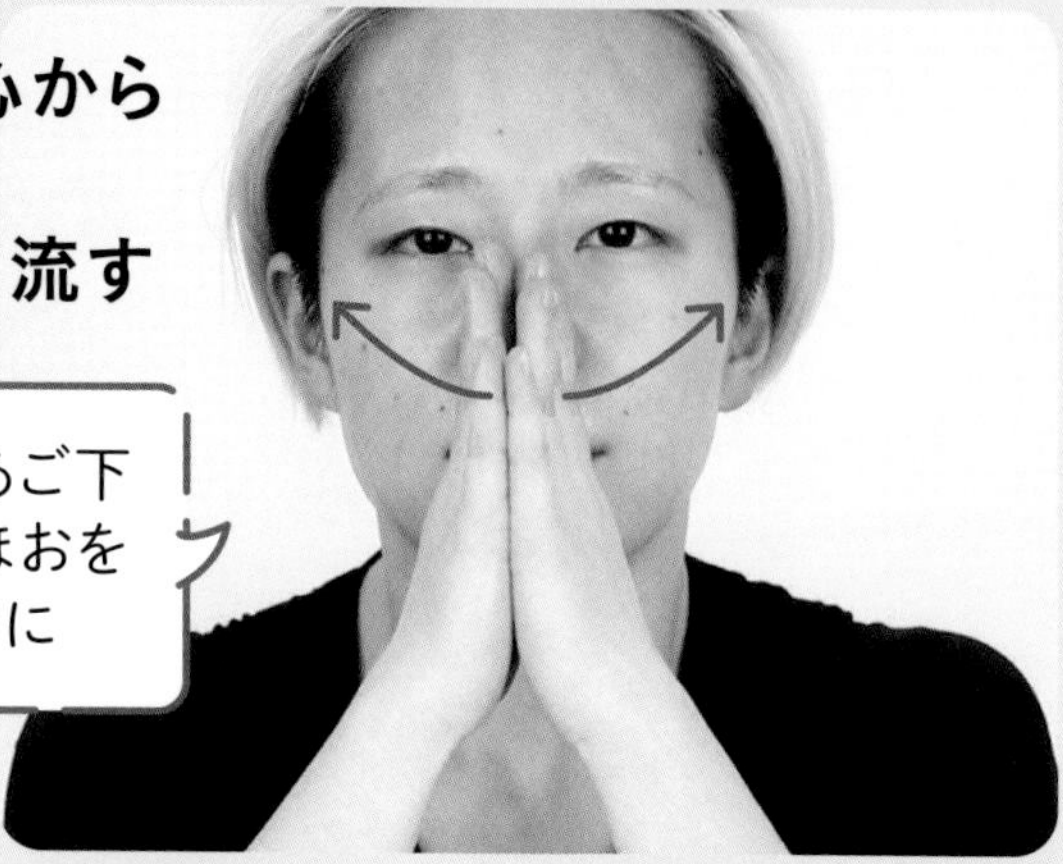

手はくの字。親指をあご下に置いて、そのままほおを外側に引き上げるように

⑦ おでこを流す

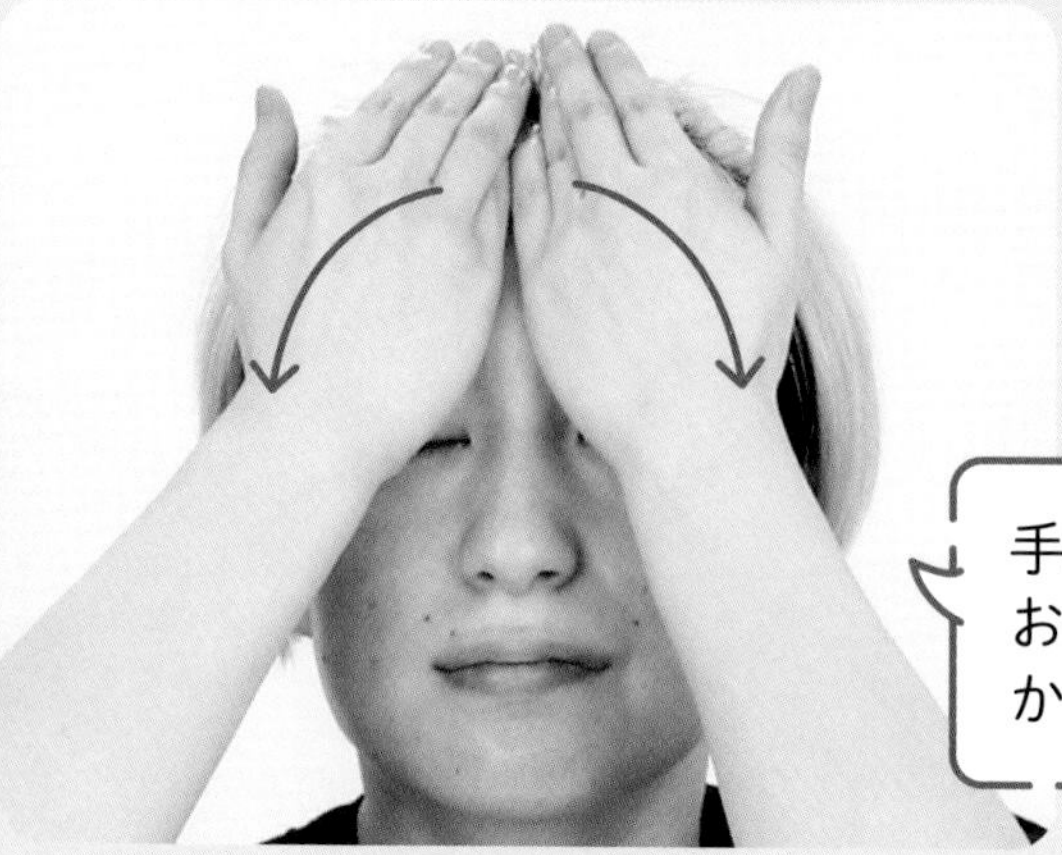

手刀の小指側を使って。おでこの中心からこめかみに向かって流そう

⑧ 耳のまわりをもう一度流す

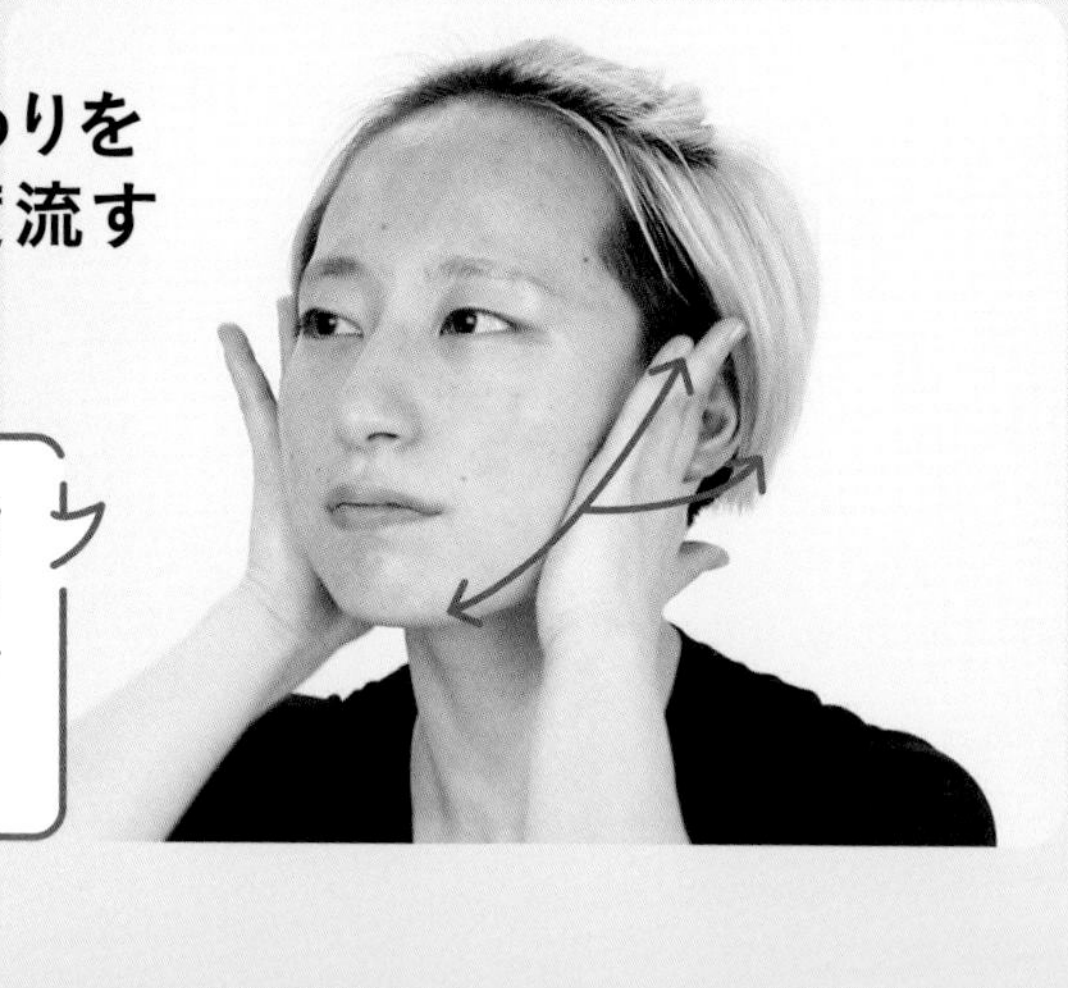

③と同様に人差し指と中指で耳をはさむようにしながら、上下に動かして

ちょっとひとやすみ

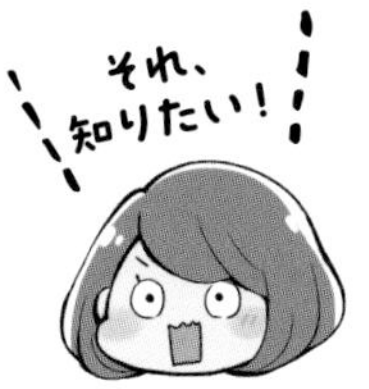

みんなが気になる「摩擦問題」に私が答えを出しましょう！

**摩擦でしわやしみができそうだから
顔を触るケアができないって人もいますよね?
その摩擦問題、実際のところは……。**

力まかせにこすらない、摩擦によるダメージを抑えるためにクリームなどを使う。この2点さえ守れば、さほど摩擦は気にしなくていいと考えています。

じつは小さなしわ、しみの原因は、摩擦より肌や髪に必要な栄養が不足し、肌の新陳代謝が滞ることでできることが多いから。よって、仮にケアによる摩擦でしわ、しみができたとしても、小さいものならリンパを流して、代謝を促すことで改善できる！　これから起こるかもしれないトラブルを怖がるより、正しいやり方でケアして、いいことたくさんゲットしようぜ！ってことですね。

摩擦にならないケアの方法

1

クリームやオイルをたっぷり使う

クリームやオイルが摩擦を軽減してくれます。ケア中に少しでもひっかかりを感じたら追クリームを。これでもかってほど使うべし！

2

強さより深さを意識。皮膚の5ミリ奥に圧を！

「皮膚表面から5ミリ奥」といわれると、意外に表面からすぐの距離だとイメージしやすいはず。だから力がいらないこともわかりますよね？

3

指先だけで動かさず腕から動かす

指先だけでちょいちょい動かすとかえって力が入りやすく、逆に肌を傷めがち。指はなるべく固定し、腕から動かせばダメージは少ない。

Specialケア

顔の左右差

筋肉の緊張をほぐせば顔のゆがみも改善する！

左側だけ眉が下がっているとか、右側だけしわが深いとか、そんな顔の左右差はおもに筋肉のアンバランスが原因。下がっているほう、もたついているほうの筋肉はもれなく硬くなっているので、ほぐすことからはじめましょう。気になる片側だけケアしていきます。

ほかの顔まわりのリンパケアと同様にあご下、顔の側面、耳のまわりを中心にほぐします。理由は、そう、リンパ節の密集地帯があるためです。

流す順番はとっても大事！

リンパケアの手順

1. あご下をほぐす　動画0:00〜
2. こめかみをほぐす　動画0:18〜
3. 耳をつまんで後ろに回す　動画0:29〜

最初に動画をCheck!

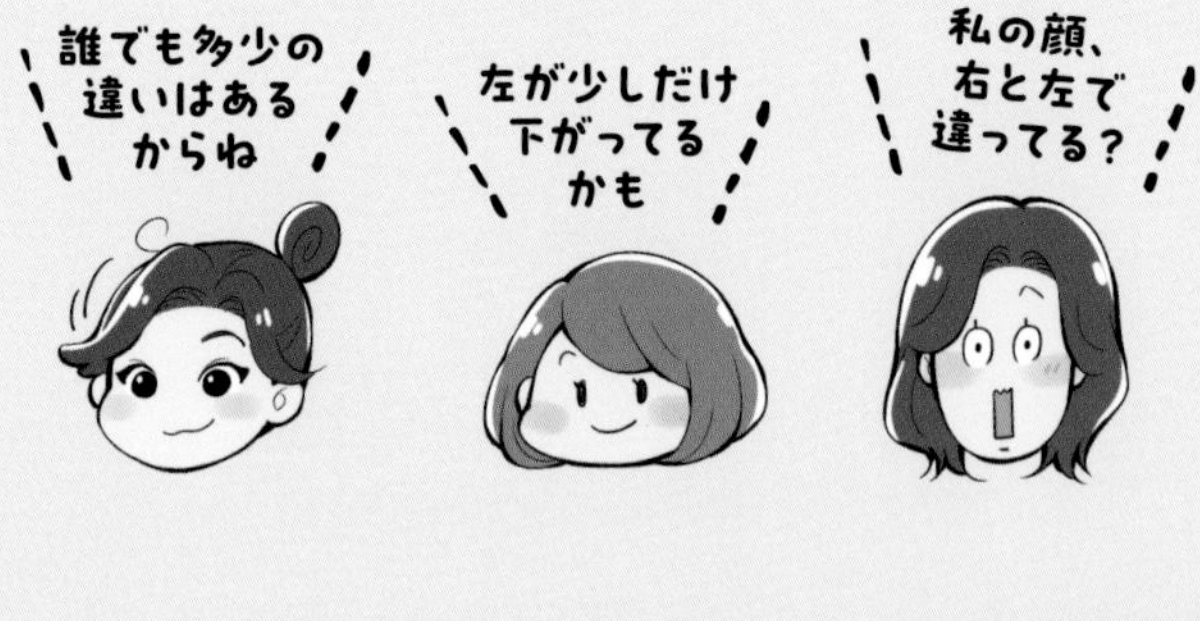
私の顔、右と左で違ってる？
左が少しだけ下がってるかも
誰でも多少の違いはあるからね

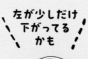

ゆがみが気になるほう
のあご下全体で行う

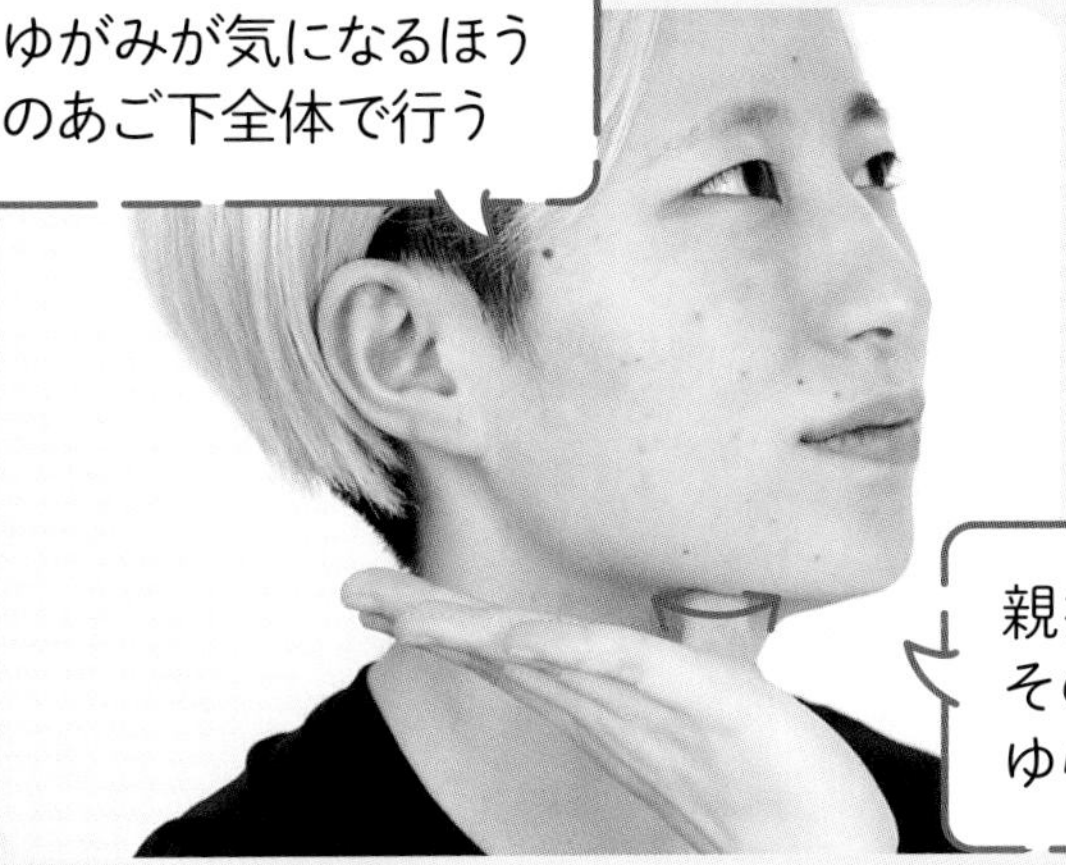

1

あご下をほぐす

親指をあご下にあてて、
そのまま手を小刻みに
ゆらすのがコツ

2

こめかみをほぐす

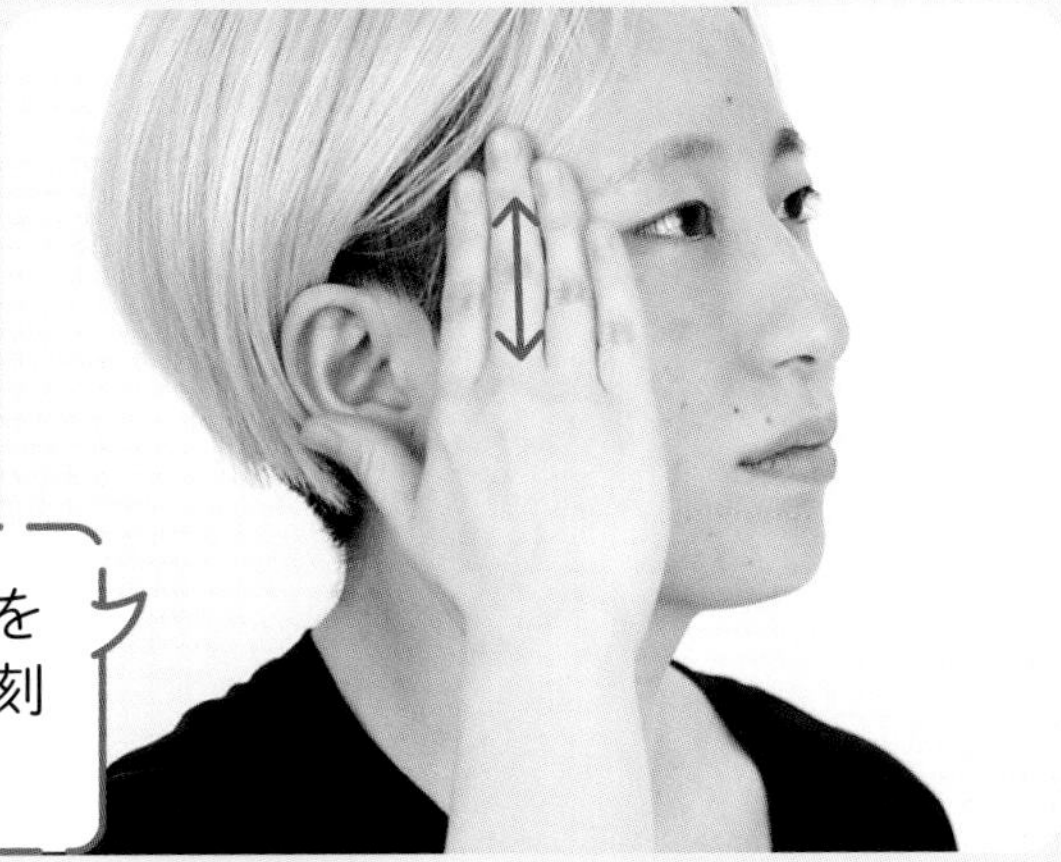

こめかみに4本の指を
あて、そのまま手を小刻
みにゆらしてほぐそう

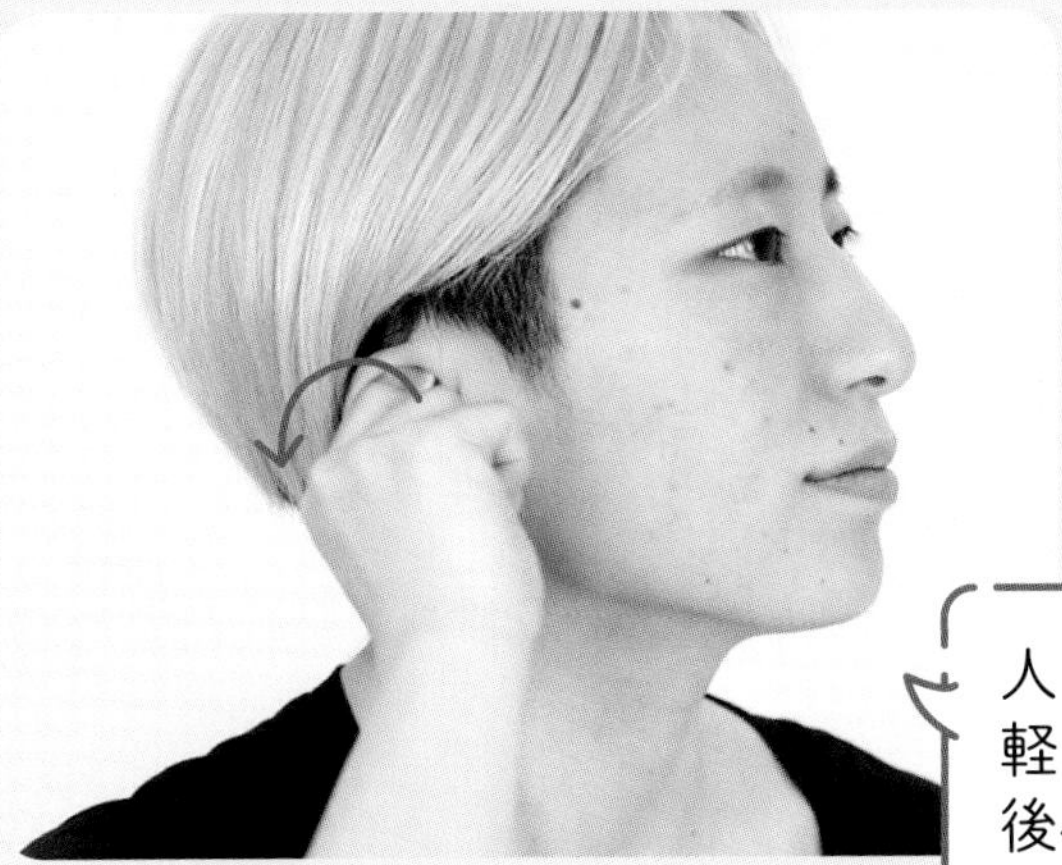

3

耳をつまんで後ろに回す

人差し指と親指で
軽くつまむようにして、
後ろ側に回そう

ちょっとひとやすみ

顔のリンパケアで毛穴そうじもできる

動画をCheck!

顔のリンパケアで毛穴汚れもオフ！　角栓をもとり除く方法を紹介します。

鼻の角栓をとり除きたい場合は、リンパケアを行う前に毛穴をやさしくほぐすこと（手順①②）。このひと手間で勝手に皮脂や角栓を排出しやすい毛穴に変わっていきます（ほぐすときはクリームやオイルを使いません）。

最後はクリームやオイルを使って小鼻の横を指の腹でグリグリとマッサージ（手順③）。ざらざら感がなくなるまで10分ほど続ければスッキリ毛穴の完成！　力を入れてマッサージすると、鼻が「攻撃されてる～」と思って硬くなるので効果が半減します。とにかくやさしく、を意識しましょう。

鼻の毛穴汚れをスッキリ排出

ここも神業！

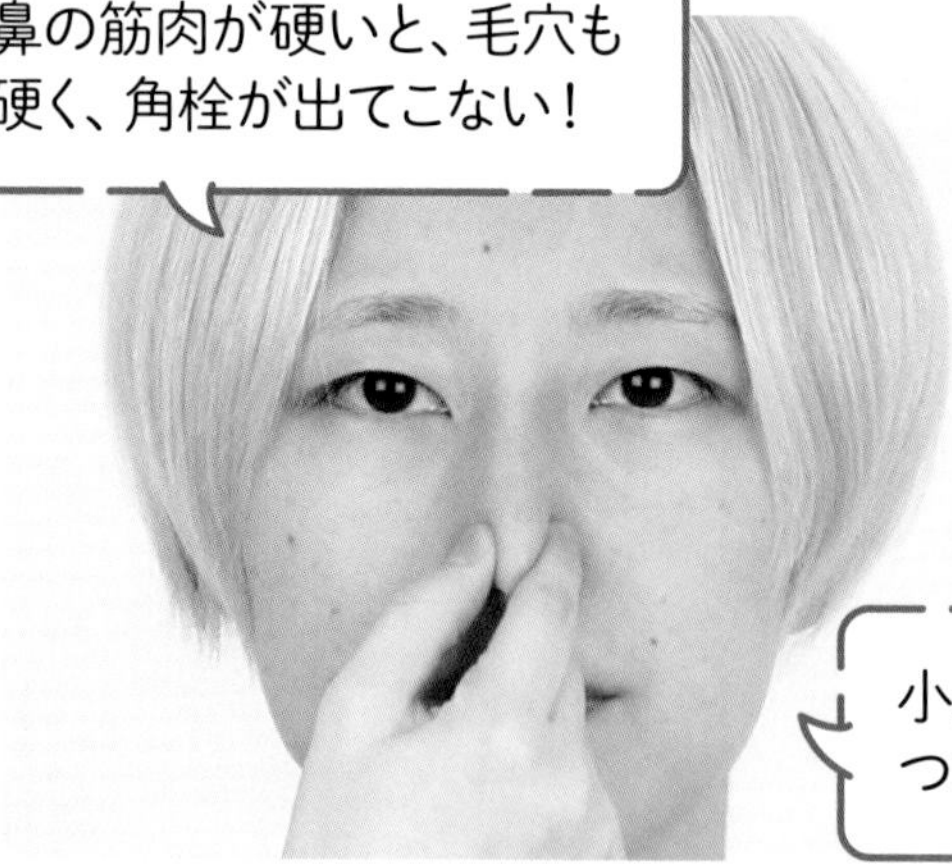
鼻の筋肉が硬いと、毛穴も硬く、角栓が出てこない！
小鼻を親指と人差し指でつまんでこねこね…

1

鼻の毛穴をほぐす

片手で鼻をかたむけ、もう一方の手でほおの毛穴をゆらす

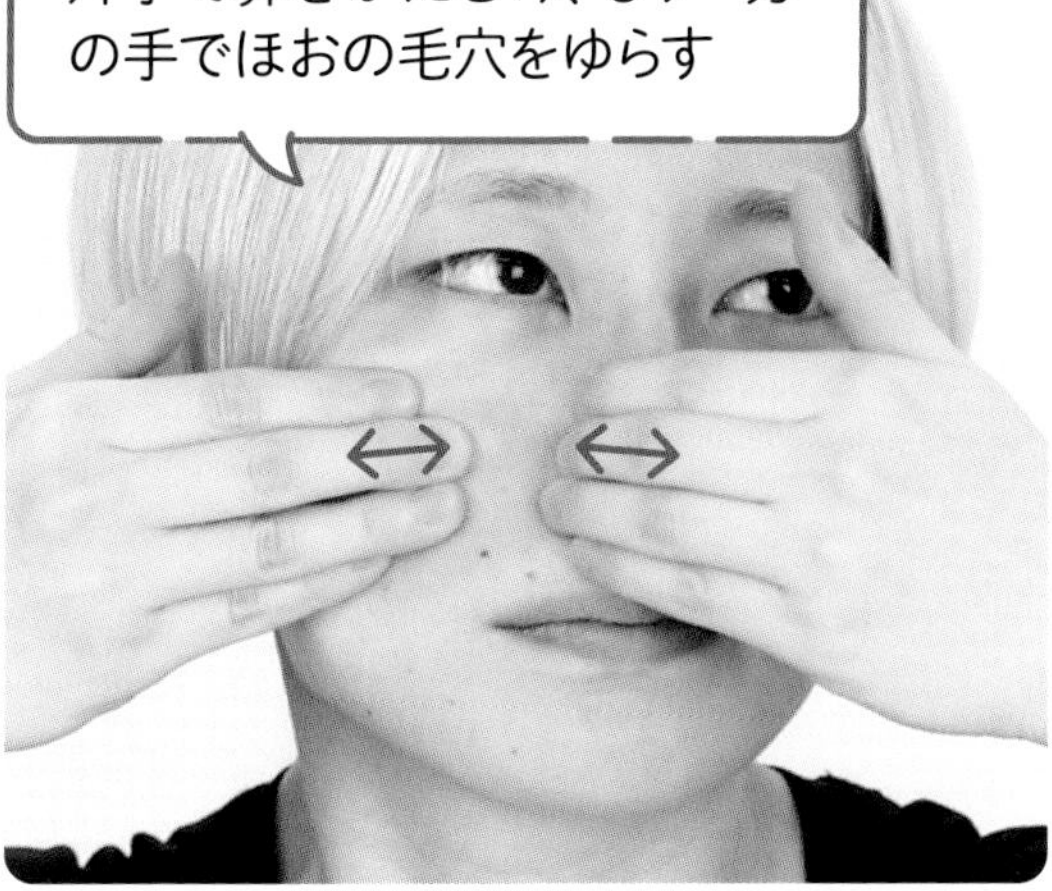

②

ほおの毛穴をほぐす

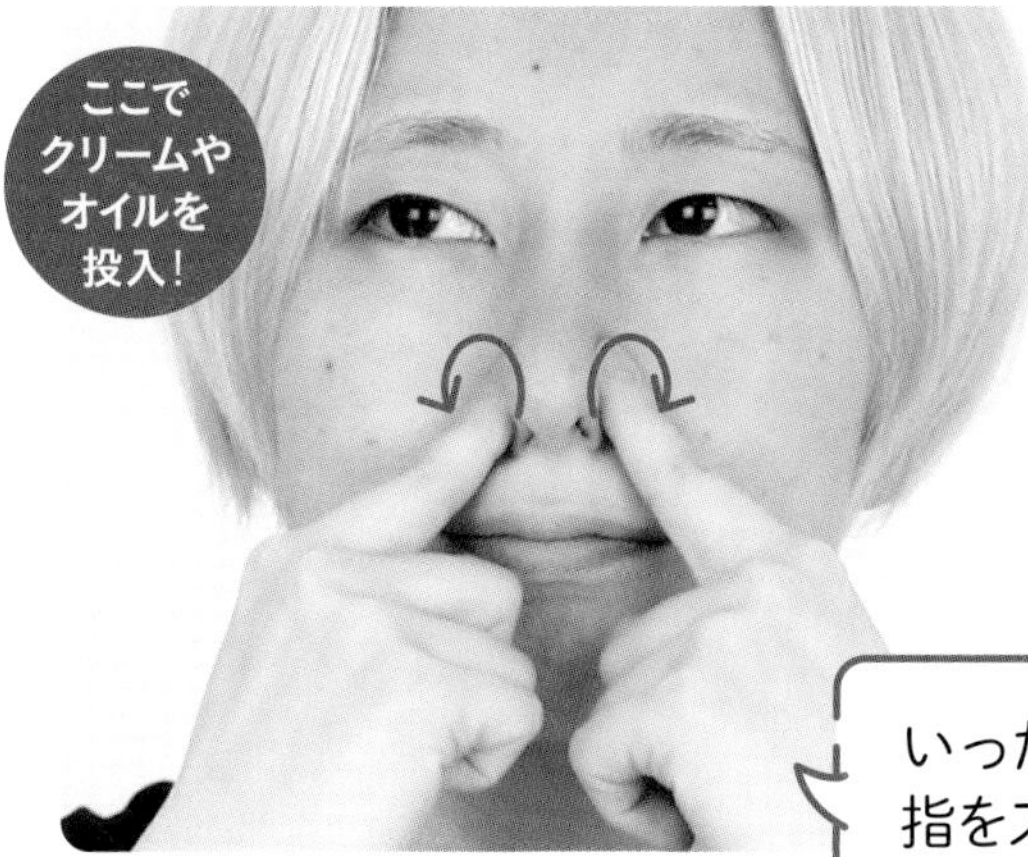
ここでクリームやオイルを投入!

③

小鼻を指で押さえ、外回しする

いったん指を置いたら皮膚と指をズラさないこと。手順①で毛穴をやわらかくしたので、ドバドバ角栓や皮脂が出てくる!

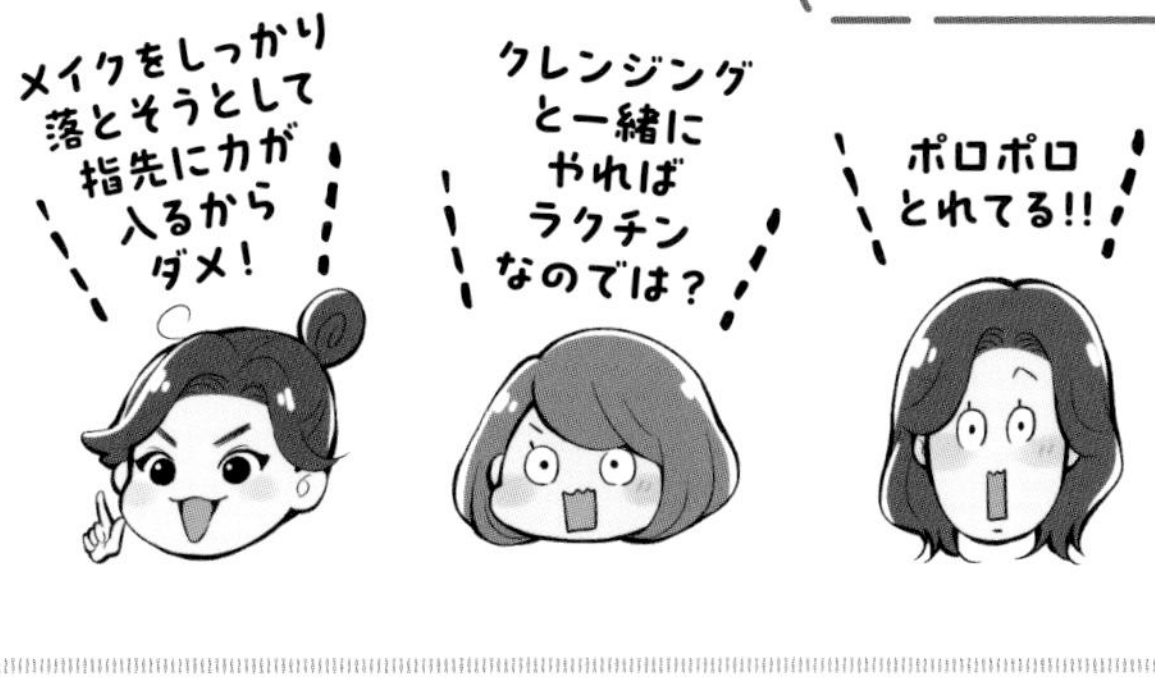
メイクをしっかり落とそうとして指先に力が入るからダメ!
クレンジングと一緒にやればラクチンなのでは？
ポロポロとれてる!!

COLUMN

スキンケアの第一歩は原因を知ること！

あなたの「しわ」はどこから？

ひとえに「しわ」といっても、次のようなさまざまな種類があります。

1　乾燥からくるしわ
2　むくみからくるしわ
3　たるみからくるしわ
4　脂肪が溜まってできるしわ
5　筋肉が硬くなってできるしわ
6　姿勢が悪くなってできるしわ

「マッサージなどによる摩擦でできるかもしれないしわ」(91ページ)は、肌の乾燥でできる「ちりめんじわ」のようなもの。このような細かいしわは血液循環をよくして、体の内側から栄養を与えて、保湿をしていれば、肌が自ら修復してくれます。2、3、4のしわも同様です。

一方、5、6の場合はちょっと原因が違います。この場合、フェイスケアより運動や姿勢矯正を優先すべきかもしれません。つまり、単純に摩擦＝しわの原因ではないということ。自分の体のことだから、トラブルの原因もしっかり見直したいですね。

Part 4

こんなとき、
どうすればいいの？

リンパケア Q & A

Part 4では、私がふだんみなさんから聞かれることが多い、リンパケアの疑問について回答してみました。リンパケアを行うタイミングやもっと効かせるコツなどを紹介しているので、ぜひ参考にしてくださいね。

教えて! このみ先生

リンパマッサージの素朴な疑問

セルフケア編

Q リンパケアは いつやるのが効果的?

A **いつでもどこでもOK。すき間時間でいいから、気づいたらやる**

一般的なエクササイズやマッサージの場合、行う回数や秒数が決められていますよね? リンパケアの場合は最初にお伝えしたとおり、回数や秒数に決まりはありません。いつでも好きなときにやればOK! そのほうが続けられます。入浴時であれば全身をケアしやすいメリットがありますが、起床時や入浴後、寝る前……自由にとり入れてくださいね。

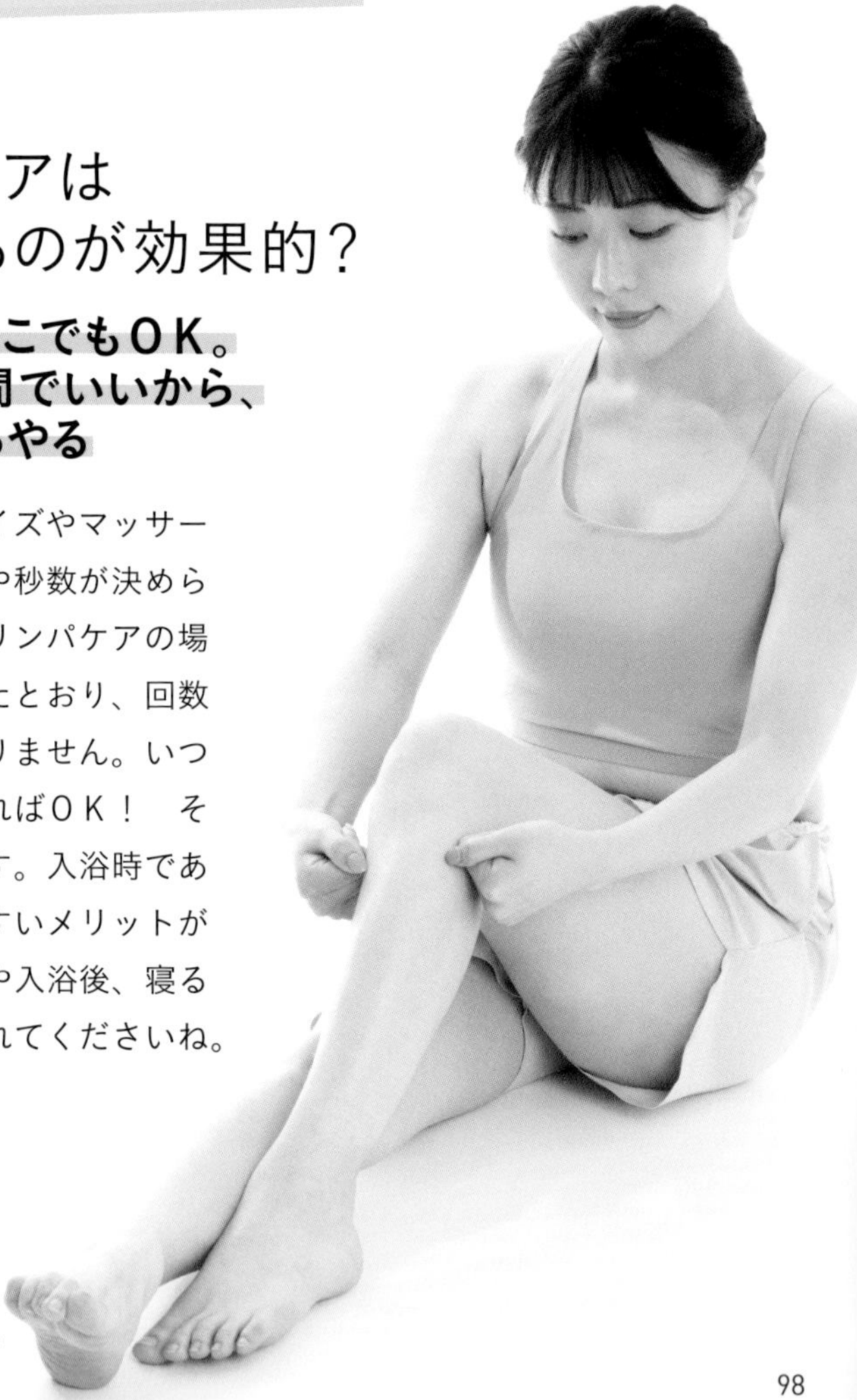

Q いまいち効果がわからないんだけど？

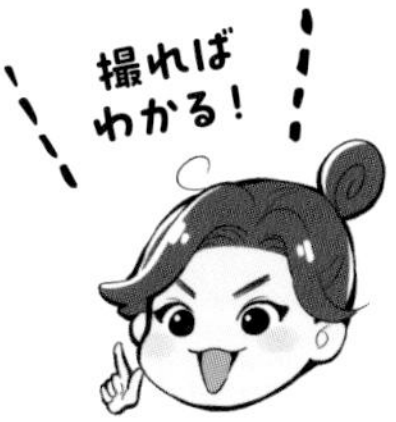

A 体重計で判断しないで写真撮影をしてみよう！

変化が感じられないと続けるモチベーションが下がってしまいますよね。そんなときにおすすめの方法があります。ぜひ写真を撮りましょう！

脚やせなどの部分やせは、体重計に表れにくいです。また、目で確認するだけだと変化の記憶があいまいになりがちですが、写真は正直です。その日のリンパケアが終わったら撮影、それを数日くり返すと写真に変化が表れているはずです。

Q 毎日やったほうがいいの？

A ズバリ、毎日やったほうがいいです！

毎日くまなく全身ケアしたり、回数を多くやったりしなくていいので、その日のツマりはその日のうちに流しちゃいましょう！　いったんリンパの流れがよくなるサイクルに入ると、その後は毎日ケアしなくても流れのよい体を維持できるようになります。そのためにも、まずはやりたいところだけ毎日1分、続けることをおすすめします。

Q 爪が割れちゃいそうで心配…

A かっさ板を使ってみよう！

　ネイルが気になる場合は、手の代わりにかっさ板を使ってみましょう。かっさ板とは「刮《かっ》痧《さ》」と呼ばれる中国伝統の美容法で使用するプレート状の道具。皮膚の上をすべらせることで体内の巡りを整える働きがあります。リンパケアでは、かっさ板を手と同じように動かせばＯＫ。最近では100円ショップでも販売しているのでお気に入りを探してみてくださいね。

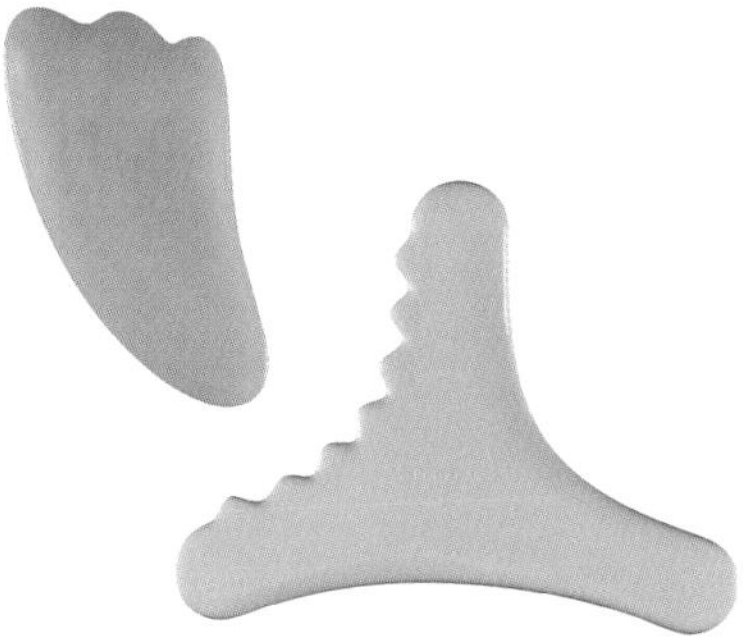

いまやかっさ板は100円ショップでも入手可能。１つでパーツによる使い分けができるものなど（写真右）、さまざまな種類があります。お風呂で使うなら、落としても割れない樹脂製がおすすめ。

Q 正直、力加減がよくわからない

A 力はいらない！　すべらせるだけ！

「圧をかける」とお伝えすると、力いっぱい押したり、もんだりする人がいますが、リンパケアには力はいりません。手は皮膚の上で、肌に対して垂直にすべらせるだけ（22ページ）。ただし手を動かすスピードは大切なので、動画などでよく確認してくださいね。肌がポカポカしてきたらちゃんと圧がかかっている証拠。リンパが流れ、血行がよくなっているのでご安心を。

Q リンパケアすると あざができてしまう…

A 正しいやり方なら、結果が出るサインです

リンパケアをするとあざができやすい……じつはこれ、結果が出るサインかもしれません。あざができるくらい脂肪も筋肉も血管もカチカチになっている状態なので、やれば結果が出やすいのです。ただし、それは気持ちいい範囲で行ってあざが出る場合の話。痛みを感じたり、力いっぱいもんだりしてあざができているならやりすぎなので注意しましょう。

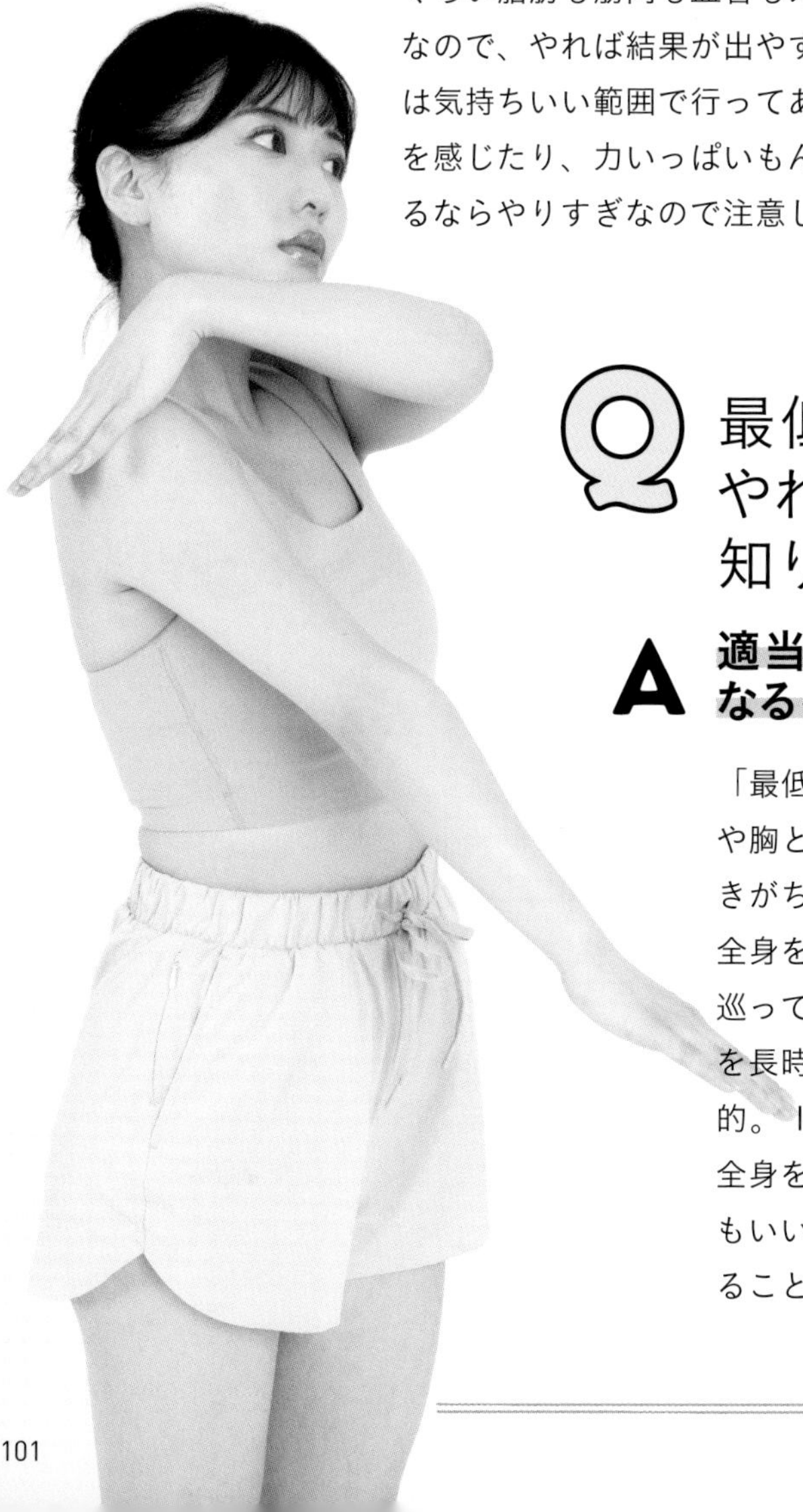

Q 最低限これだけ やればいいケアを 知りたい

A 適当でいいから なるべく全身を触る！

「最低限これだけ」というと首や胸といったパーツに意識が向きがちですが、答えは「適当に全身を触る」。リンパは全身を巡っているので、部分的なケアを長時間、熱心にやるより効果的。1日1か所×30日かけて全身を流すのでもＯＫ。適当でもいいので、とにかく全身を触ること！

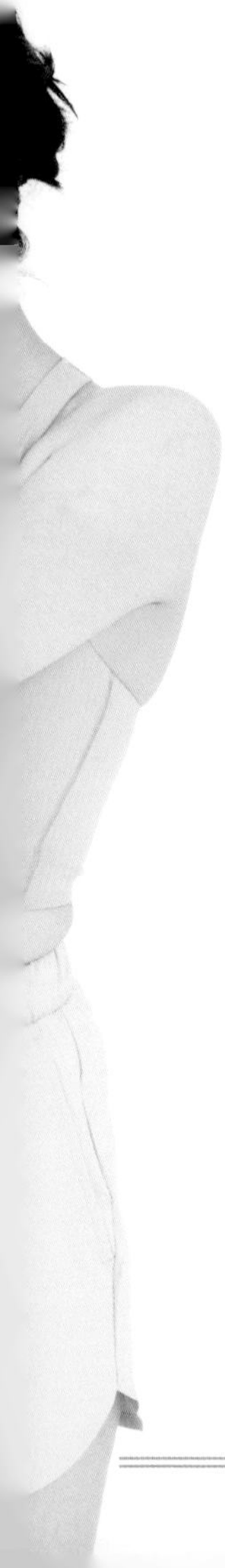

Q リンパケアの効果を長持ちさせるには？

A 冷え禁止！あとは生活習慣の見直しを！

リンパケアと並行して、リンパの流れを滞らせない生活習慣も意識しましょう。おすすめは①こまめに体を動かして筋肉を使う、②湯船に浸かって体を温めること。デスクワーク中に足首を回す、駅ではなるべく階段を使うだけでも筋肉が刺激され、リンパの流れがよくなります。18〜19ページも参考にしてください。

Q なんでも三日坊主。続けるためにはどうすれば？

A 続けられないのは、必要ないからかも？

エクササイズやマッサージは気持ちよく続けられることがいちばん。もし続けることにストレスを感じるなら無理しないこと！　三日坊主な自分にがっかりする必要もありません。3日に1回続けばよし！　続かないときは、もしかすると今どうしても必要なことじゃないのかも。足のむくみは気になるけど、急いでどうこしなくてもいい状態ってことだから、やらなきゃ！　と思ったらまたはじめればいいですよ。

Q どんなクリームやオイルを使えばいいの？

A ドラッグストアなどの市販品でOK。ただしマッサージ用を選んで

塗ったまま保湿したりするわけではないので、気兼ねなくたっぷり使えることがいちばん大事！　油分の多いものだとやりやすいです。クレンジング系のクリームやオイルはマッサージ用とは違う成分なので、マッサージ専用のものを使うのがおすすめです。ケアが終わった後は蒸しタオルで拭き取ればOK。ぬめりなどが気になる場合は洗顔しましょう。

Q 顔のリンパケアをやらないほうがいい人は？

A 手で肌を触るだけでヒリヒリするならやめておこう

「多少の摩擦は気にしなくても大丈夫」とお伝えしてきましたが、肌がとても敏感で、手をすべらせるだけでヒリヒリするという人はやめておきましょう。そのストレスが肌に悪影響を与えてしまいますし、そもそもリンパケアは無理してやるものではありません。あなたの「気持ちいい」を大切にしてくださいね。

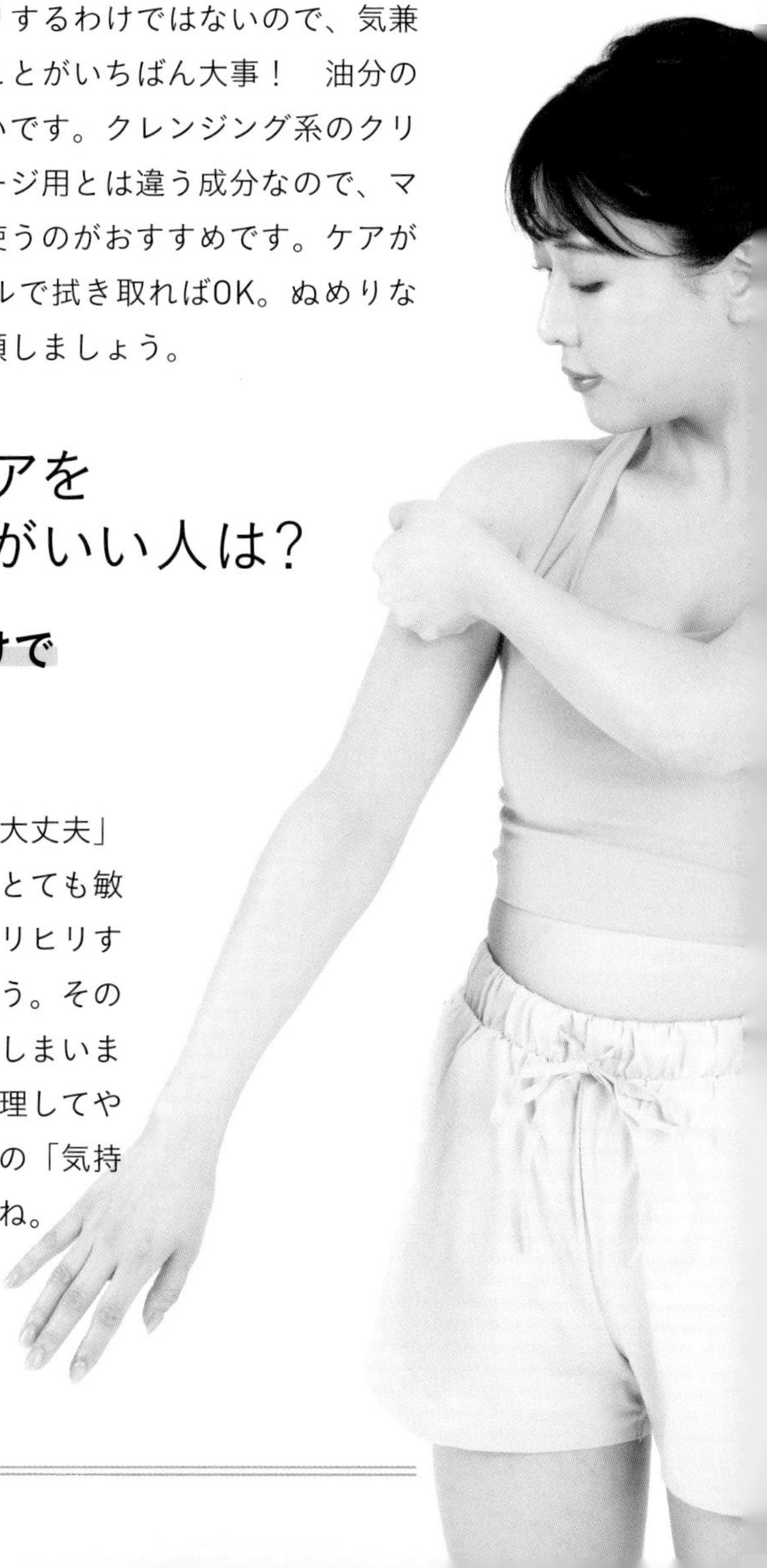

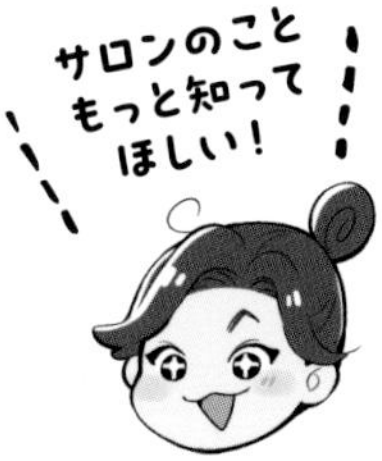

サロンでの
リンパケア編

Q 施術を受けたとき、イタ気持ちいいほうが効果あり？

A 体感は効き目ではなく、体の進化のバロメーター

体がガチガチにこり固まっていると、触れられていることすら気づけないことがあります。じつは「イタ気持ちいい」などの体感は、効き目ではなく、体の進化を表すバロメーターなのです。

リンパケアを受けたときの体感の変化はこんな感じ。①感覚がない→②イタくすぐったい→③ちょっと痛い→④イタ気持ちいい→⑤気持ちいい。

ですから、施術中に触れられて「くすぐったい」とか「イタ気持ちいい」とか、なにかしら感じられれば、やせるポテンシャルがあるということ。体がよい方向に進化している最中です。

もちろん感覚がない状態でも、施術を受けるうちに、気持ちいい状態に近づくのでご安心を！

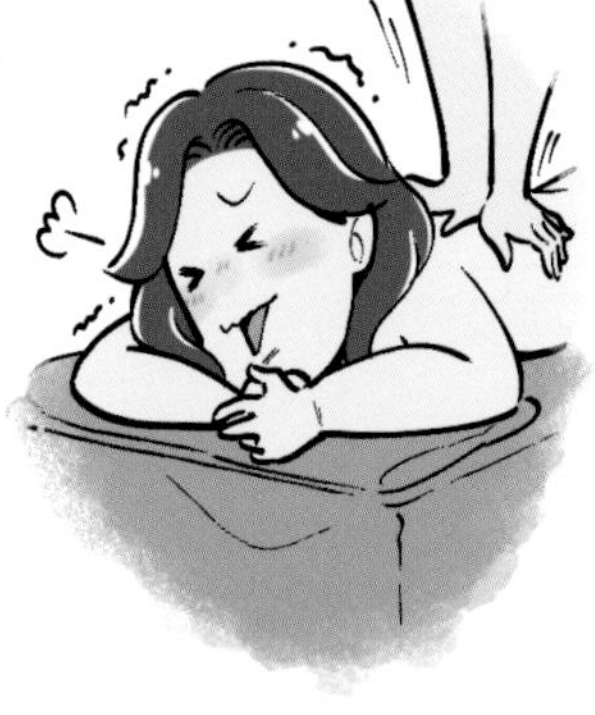

Q 上手なセラピストとは?

A 実力は施術後の体温の上がり方でわかります

人によってセラピストに求めるものはいろいろですが、私が思う「上手なセラピスト」は効果的な施術ができること。実力は施術後の体温の上がり方でわかります。

施術を受けた後に、お風呂上がりみたいにポカポカしますか？リンパの流れが改善すると血行がよくなり、本来は体感温度が上がるもの。お客さまの中には「体が熱くなって、汗が出る」という方もいますよ。

Q オイルを使ったケアをされると垢が出てきてはずかしい

A いわゆる全身クレンジング。みんな出るから気にしないで！

施術中にポロポロと角栓がとれて、垢が出ているような状態になることがあります。それを「はずかしい」というお客さまも少なくないのですが、みんな出るので気にしなくてよし！　オイルケアは全身をオイルクレンジングしているようなもの。毛穴汚れがごっそりとれるので、とくに背中ニキビに悩んでいる人にはおすすめですよ。リンパケアを数回行えば、スッキリ角栓や汚れがとれるので、しだいに“垢”は出なくなります。

good!

自宅でできるエステのような背中ケア

背中ニキビに悩んでいる人は、入浴中に綿100％のタオルに石鹸をつけて体を洗ってみて。全然泡立たないけど肌への密着度が高く、毛穴の汚れがしっかりとれるんです。この場合はパイルが長めの高級タオルじゃなく、粗品でもらえるような薄いタオルが最適。

体験談

神業リンパケアをやってみました！

本書で紹介した部分やせ、顔のリンパケアを実際に試してもらいました。最大２週間の効果やいかに!?

ろみさん（40代）

体験したリンパケア
ふくらはぎ、太もも

ふくらはぎ
-4cm
（36cm▶32cm）

太もも
-3cm
（65cm▶62cm）

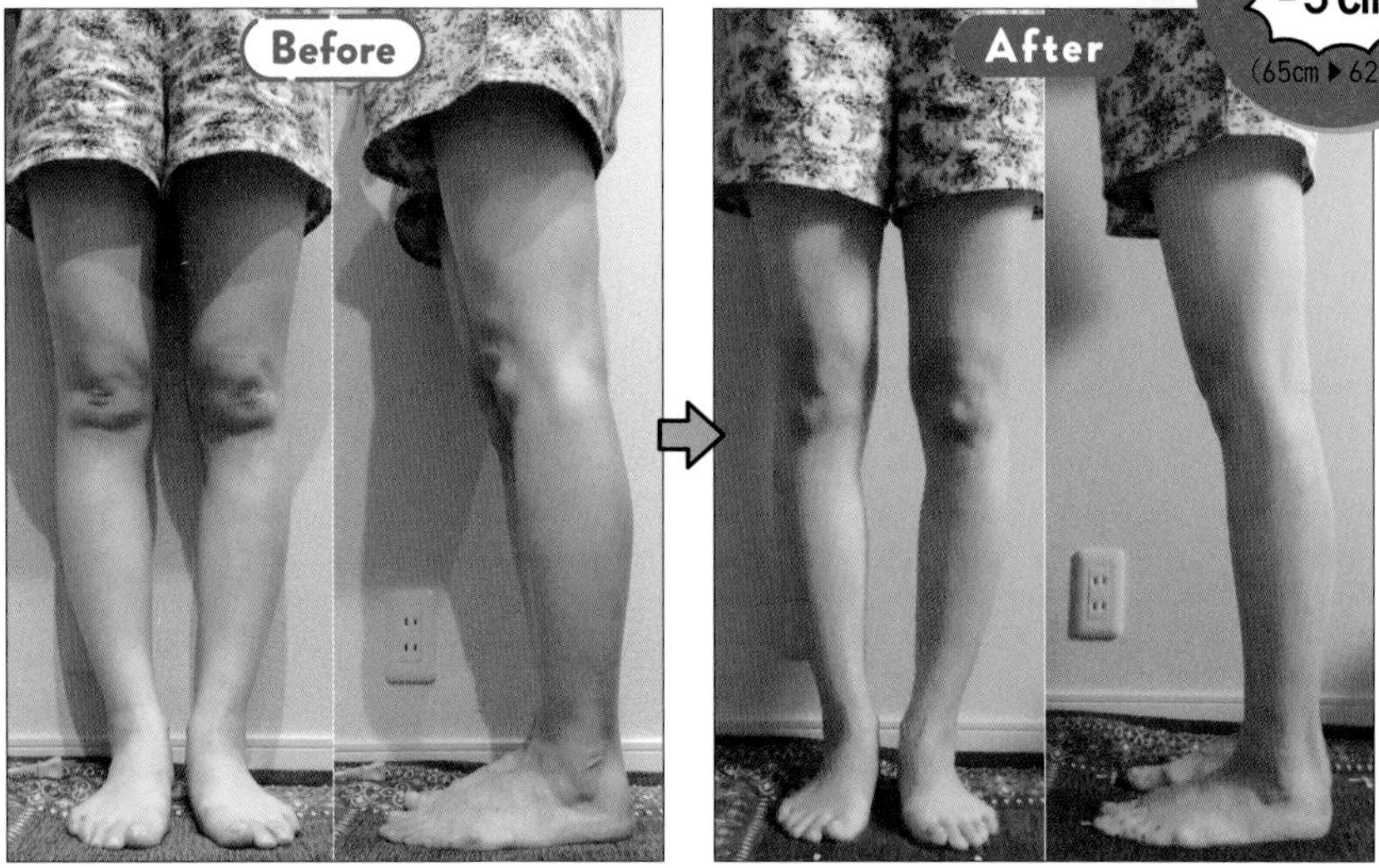
Before
After

脚のむくみがとれ、毎朝足が軽くなった！

1日中PCに向かう仕事のせいか、脚のむくみに悩まされていました。寝る前にリンパケアを行ったところ、すぐに足のダルさが軽減！ やり方が簡単なので朝も行うことにして、朝晩1日2回のリンパケアを継続しました。毎朝足が軽く、結果的にふくらはぎ、太ももがサイズダウンできたのがうれしい。数字以上に見た目の変化を実感できました。

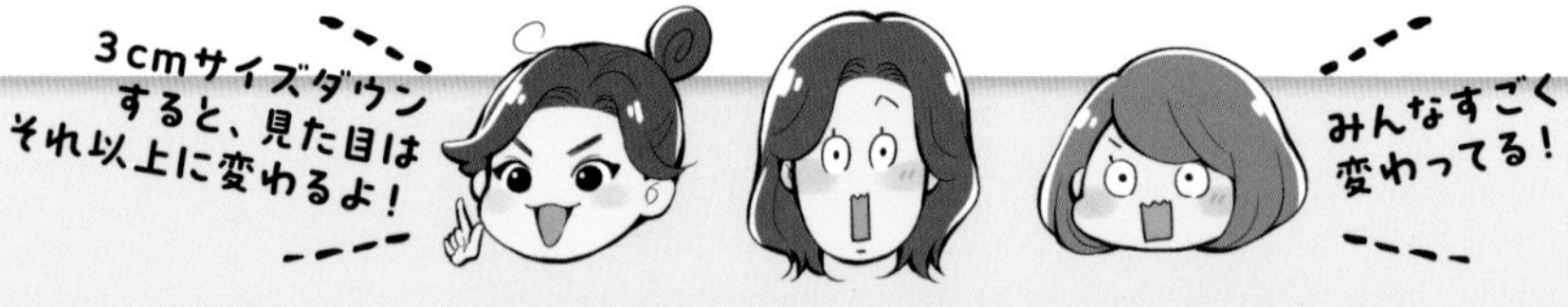
3cmサイズダウンすると、見た目はそれ以上に変わるよ！
みんなすごく変わってる！

まほまほさん（30代）

体験したリンパケア
ふくらはぎ、太もも、足裏

ふくらはぎ
-3cm
(34cm▶31cm)

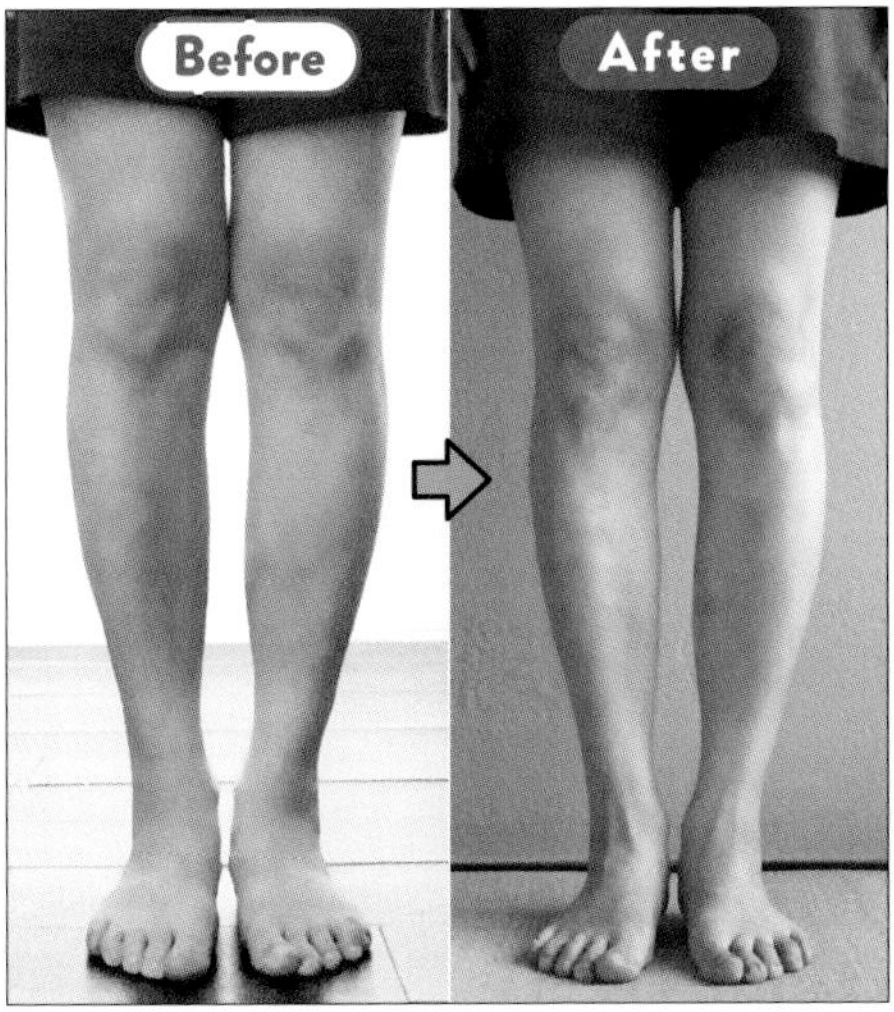

Before
After

冷えの改善にも役立った

「本当にさするぐらいでいいのかな？」と思いながら続けていたら、気づけばふくらはぎがサイズダウン。太ももの間にも前よりすき間ができたような（サイズは変わらず）……。股関節まわりが冷えがちなのですが、リンパケアをしてお風呂に入ると、入浴後に冷えにくく、よく眠れるようになりました。

けいちゃんさん（40代）

体験したリンパケア
むくみ、二重あご

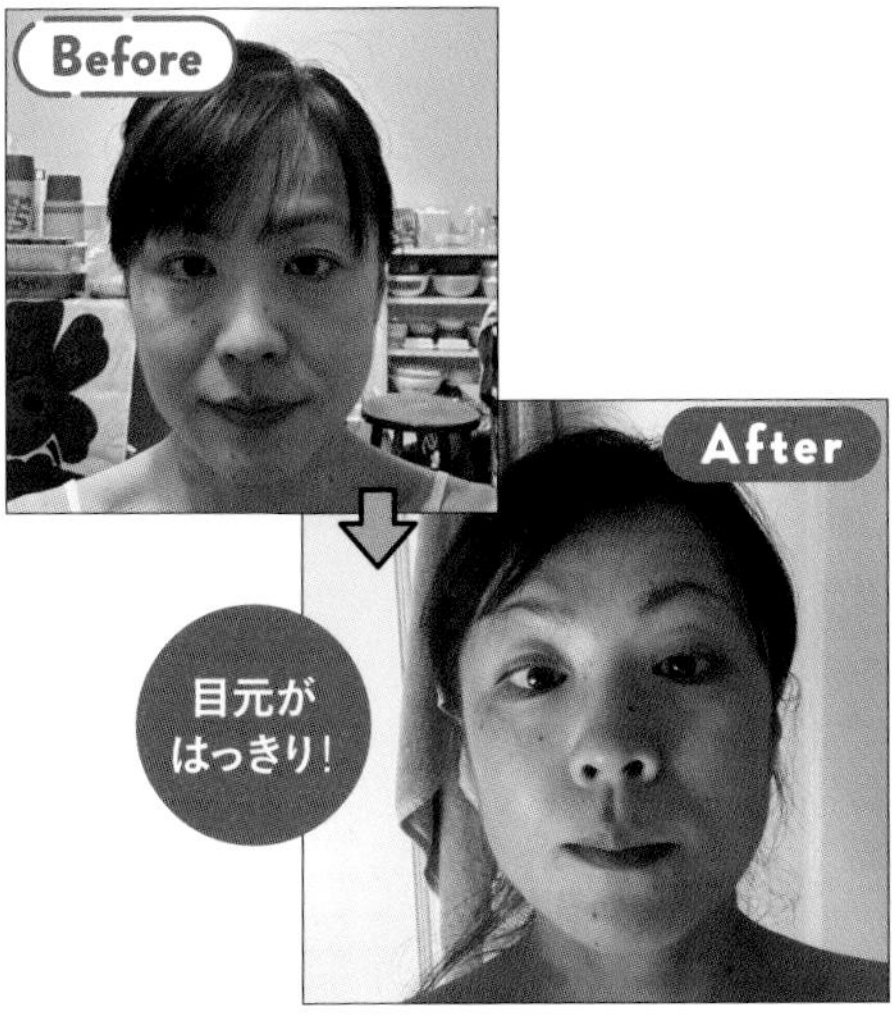

Before
After
目元がはっきり!

むくみがとれて、目がはっきり！

顔のむくみ解消に首の後ろのケアが必要だとは知りませんでした。やってみると気持ちいいし、1分間で顔がポカポカ。えらのこりもゆるむ感じ。自分的にはむくみがとれて目が少しはっきりしたと思っています。続けるうちに顔の皮膚や頭皮に柔軟性が出てきて、リフトアップした実感がありました。

モチベが下がったらこのページへ!

このみ先生 心の叫び

リンパケアを続けるのがツラくなったら、私の心の叫びを聞いてほしい!
きっともう少しだけがんばれるはず。

拳でバトルしようぜ!

リンパケアをする前に、テンションを上げるための一言。ぜひファイティングポーズで! これから憎き脂肪やむくみと戦い、撃退するまでが、あなたの使命です。

「何秒ぐらいやったらいいですか?」
そういうのないからやるんだ――!
老けたくなかったらなぁ――!

リンパケアに細かいルールなんてナシ。あれこれ気にするより、まずは最初の「ひとさすり」をしてみよう! やると気持ちいいから、はじめれば意外に続くものなんです。

さすると痛かったり、
かゆかったりする場所ほど
やせポテンシャルがある

痛い、かゆいはそれだけリンパがツマっていたり、筋肉が硬くなっていたりする場所ってこと。太っているほうがダイエットの成果がわかりやすいように、こういう場所ほど結果がでやすいのだ!

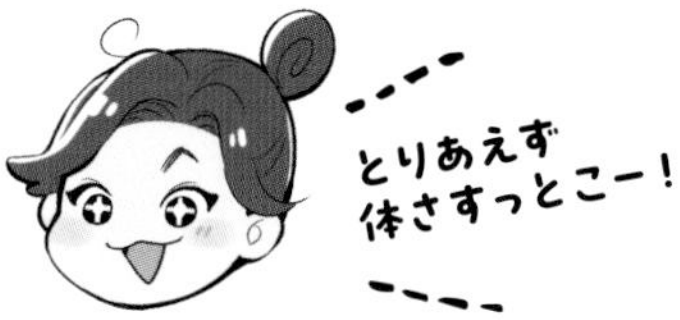
とりあえず
体さすっとこー！

顔がむくんでいる状態って
顔がずっとお水に浸かっているようなもの

水に浸かっていると冷えますよね？　するとさらにリンパの流れが悪くなって、筋肉も硬くなる。ならば首をゆらして、耳を回して、リンパケアで顔の外に水分を追い出しちゃおう！

ケアしていてゴリゴリするやつ、骨じゃないよ！

ということでリンパケアして、流せば細くなる！ とくに足首が太いと「骨が太いから（細くならない）」といってやらない人が多いんだけど、それリンパのツマリだから、やれば結果はついてくる！

リンパ流してむくみがとれると「やせるだけ」とか思ってないよね？

やせるし、フェイスラインはスッキリするし、肌はきれいになるし、代謝が上がるし、生活習慣病の予防になるし……はっきりいって、リンパの流れが促されるといいことしかない！

おわりに

最後までお読みいただき、ありがとうございました。

リンパケアは続ければ続けただけ、結果につながります。
3日に1回でも、1日1か所でも大丈夫。

肌がきれいになり、セルライトが減り、
疲れにくく、細くなってきている自分を楽しみに、
まずは少しでも続けてみてくださいね。

とはいえ、忙しくてストレスや疲労が溜まる日々のなか、
やる気が出ないこともありますよね。そんなときは、
体をさするだけでもリンパが流れることを
思い出してほしいのです。

お風呂に入ったら、体を洗う。